NOTA INFORMATIVA

Questo volume affronta argomenti sanitari al solo scopo informativo. I consigli presenti devono servire a migliorare e non a sostituire il rapporto con il proprio medico di fiducia, che resta alla base di ogni atto diagnostico e terapeutico. In nessun caso i contenuti possono costituire prescrizione di un trattamento o sostituire la visita specialistica. Nessuna organizzazione, commerciale e non, ha contribuito e contribuisce al finanziamento di questo volume, alle ricerche effettuate e al materiale selezionato, approfondito e pubblicato.

DI FELICE MARRO

DiversaMente
BIO

Grazie
Alla mia famiglia
e ai miei figli

Dedicato
a chi coltiva
a chi cucina
a chi si nutre

Ricordate
resta ciò che vale e
vale ciò che resta

Perché DiversaMente Bio

È sempre impegnativo parlare di se stessi per illustrare l'importanza di quello che si sta per fare. Però, se ciò che facciamo lo facciamo con il nostro stile, diventa doveroso parlare di sé. Non tanto per il piacere di poterlo fare, ma per dare un taglio preciso sia ai contenuti sia al metodo che si va ad affrontare. Necessari, quindi, questi cenni di autobiografia per capire meglio e rendere più facilmente realizzabili i contenuti di questo lavoro. Cenni di carattere essenziale, facilmente collegabili con il libro.

"Dalla Terra al Cielo", la tensione di una vita, frutto della maturità di una vita. Tutto il resto è servito a prepararne la partenza. Alla soglia dei settantaquattro anni vedo la luce oltre il tunnel. Vivo in armonia con la natura e nel rispetto della vita e delle sue leggi essenziali.

La scelta di un bio diverso, oggi, è per me una priorità: è arrivata l'ora di aprire il sipario e far sapere a tutti ciò che è maturato a loro vantaggio nella mia vita ed è mio dovere particolare offrire agli altri ciò che ho ricevuto in più di settant'anni di storia. Il bio di cui parlerò è la sintesi del sogno che inseguo da quattro decenni, il coronamento di quanto avevo preparato negli anni precedenti.

La mia vita, da quasi mezzo secolo, ruota attorno all'agricoltura e all'alimentazione biologica e, proprio per questo motivo, mi viene da urlare: "Giù le mani dal bio, soprattutto dal bio diverso, quello a cui dedichiamo questo libro".

Sono nato in campagna. Sono figlio di contadini e sono nato in tempo di guerra, tra il fuoco incrociato dei tedeschi e dei partigiani nell'Alta Val Tanaro. Fortuna volle che mi si aprissero le porte del seminario di Mondovì, in provincia di Cuneo, che mi introdusse al mondo accademico, prima religioso e poi statale. Durante tutta la mia vita ho sempre avuto un rapporto particolare con la terra e in particolare con il cibo.

Sono passato dalla filosofia alla teologia. Dall'amministrazione industriale all'insegnamento. Ho imparato a non farmi soffocare dai programmi imposti a livello accademico, ma ho sempre cercato di pensare con la mia testa, realizzando a mio modo con la massima fedeltà ed altrettanto impegno le intuizioni che mi sembravano più credibili.

Di sicuro era sempre tra i miei pensieri il problema della salute, della felicità, dell'equilibrio tra la teoria e la pratica, accanto al doveroso desiderio di poterlo vivere a tempo pieno e con dedizione totale. Per questo a quarantotto anni ho interrotto la mia professione per dedicarmi unicamente a "Dalla Terra al Cielo", l'attività che è stata il seme e il frutto pratico di tutta la mia vita.

Ho vissuto con questi due slogan lungimiranti tutta la mia esistenza: "Resta ciò che vale e vale ciò che resta" e "Repetita iuvant". Perdonatemi, ma ciò che ti sta a cuore spesso lo si ripete perché è utile. Vorrei che non fossero un fastidio alcuni consigli ripetuti, bensì un invito ad andare in profondità. Se è vero che alla fine resta ciò che vale e vale ciò che resta, a settantatré anni diventa doveroso verificare che cosa è valso mantenere e che cosa sarebbe utile lasciare andare.

Sono due le grandi lezioni riassuntive che fanno testo in questo lavoro a proposito del naturale e del biologico. Per prima cosa: l'attenzione alle cose sottili. Il profumo, la fragranza, il colore, il sapore del prodotto naturale e fresco. Queste caratteristiche mi hanno fatto rivedere e rinnovare, perché alla fine ho capito che il Dio che ho studiato in teologia, al di là di ogni astrazione possibile, era l'essere più sottile. E solo attraverso l'esercizio di saper cogliere queste dimensioni trascurate e non percepibili capii che stava proprio lì la differenza da cogliere e da vivere prima di tutto.

La seconda grande lezione che ricavo dalla mia esperienza di vita, è aver capito che anche il "prodotto-nutrimento-cibo" ha un'anima, cioè una dimensione unica, vera e profonda, che conta nella sua essenza. Questa è l'energia vitale, la presenza di quel sottilissimo valore che definiamo vita. Accettati questi due concetti, di profonda fede ed altrettanta riconoscenza, resta il fatto che bisogna salire sempre più in alto per capire e distinguere questi valori divini, ma non riconducibili essenzialmente alla materia.

Di qui, le prospettive aperte e comunque da vivere dalla seconda parte del libro: ricordate "dalla Terra al Cielo"? La prima era l'aspetto terreno, "dalla Terra", la seconda è "al Cielo". Questo significa che dedicherò la seconda sezione di questo libro all'aspetto spirituale del biologico e alla sua anima sacra. Tu, consumatore, se lo capisci, ci devi riflettere. Solo così potrai ottenere le energie necessarie per celebrarlo.

Sono i contenuti di alto livello che non devono diventare banalità, ma devono sempre restare legati alla propria storia e alla propria prospettiva. Al di la di ciò che potrebbe rappresentare una sintesi veloce di un excursus autobiografico, vale la pena dare timbro e tono a tutto un lavoro che continua dopo quarant'anni, sempre nel campo del bio.

Alla mia età, ma anche molto prima, o le cose le vivi perché ci credi oppure sei costretto a cambiarle, sia per rispetto a te stesso sia per rispetto agli altri. Proprio su questa base, ho ritenuto necessario mettere giù per iscritto queste riflessioni. In maniera semplice e immediata. Questa voglia di mettere un punto di partenza per chiarire e discutere le cose, per confrontarmi, ha bisogno di un momento come questo, che porta alla nascita di un libro, di uno strumento di confronto, legato alla vita e quindi alle sue conoscenze, ai suoi sapori e ai suoi dissapori, ma anche agli aspetti più pratici e concreti. E allora, mentre una parte della mia vita, quella legata al lavoro, inserita nel mondo del biologico, con-

15

tinua con una certa coerenza interna, sento il dovere di rivedere questa mia esperienza, arricchendola di quei frutti di sensibilità che sono andati maturando via via che passavano gli anni.

C'è un momento che mi va di citare nella mia storia, un particolare momento che ha facilitato e che ha fatto precipitare gli eventi, portandomi al cambiamento radicale. Ricordo che avevo quarantotto anni appena compiuti. Ero nel mio ufficio della ditta a Grugliasco quando, facendo un po' la sintesi di quello che era il mio percorso esistenziale e lavorativo, potevo ritenermi un personaggio che aveva ormai raggiunto l'età pensionabile e aveva deciso di lasciare l'insegnamento scolastico per dedicarsi alla sua passione, appunto l'agricoltura e la nutrizione bio. In quel momento mi sono sentito realizzato e in grado di modificare la traiettoria della modalità con cui cercavo di portare avanti le cose.

Quello che è accaduto in quell'attimo l'ho capito dopo vent'anni di riflessioni. Avevo raggiunto il massimo della mia evoluzione umana e stavo per iniziare quello che si chiama il risveglio della dimensione sottile. Questo sdoppiamento mi ha visto inchiodato alla mia situazione umana e terrena (legata al lavoro) e ha fatto precipitare tutto, lasciandomi sospeso nel vuoto, senza sapere da che parte andare. Si è spezzato il legame familiare, si è rotto quell'incantesimo di successo e poco a poco ho visto cadere tutte le barriere che mi separavano da quell'ideale che avevo coltivato dentro di me, fatto di successi, di conquiste e fatturati. Di cifre, di numeri, di soldi.

Ho impiegato vent'anni a recuperare a livello interiore quell'equilibrio che allora vivevo con la massima tranquillità, perché mi sentivo un arrivato. In questi venti anni di ripensamento, grazie al risveglio della mia parte spirituale, ho colto l'anima del lavoro che intendo mettere giù in questo periodo.

Il biologico legato ad una certa dimensione esteriore, alle certificazioni, ai controlli, al potere, e quindi al desiderio di poter ottenere certi riconoscimenti, rappresenta la parte meno importante del bio contemporaneo. È una maschera. È un Biologico che, a livello personale, è rappresentato dall'ego.

C'è una dimensione che è necessario incontrare prima o poi, per non correre il rischio di lasciare a mezz'asta il lavoro di una vita e di restare in balia di se stessi. A poco a poco, con un laborioso lavoro interiore volto a poter dare una spiegazione a quel passaggio di vita che non poteva non avere una sua collocazione, una sua precisa profondità, mi sono messo a correre per seguire corsi, seminari ed eventi. Insomma, per imparare quello che mancava nel mio puzzle.

Quel biologico in cui continuavo a credere, a poco a poco, si è trasformato. Pian piano, ho visto le lacune che oggi mi costringono a lasciare il terreno del lavoro per dedicarmi ad altro. Cosa è successo? La filosofia delle certificazioni ha iniziato ad essere sempre meno credibile. Contemporaneamente sentivo il bisogno di trovare da un'altra parte la consistenza, la validità, l'attrazione, la motivazione. La stessa che mi aveva fatto lasciare la scuola e la mia professione.

Uno dei momenti più caratteristici del mio percorso fu quando, nel corso di una conferenza a Venezia, un partecipante mi chiese come si faceva a certificare una sostanza biologica con aria, acqua e terra inquinate. La risposta accademica "classica" mi avrebbe imposto di dire che era meglio il male minore. Mentre stavo per rispondere, prese consistenza dentro di me un'intuizione.

A me non interessava un biologico che mi garantisse la perfezione in un mondo imperfetto e la pulizia in un contesto tutto sporco. A me interessava e interessa la consistenza che vedo in quel prodotto, in quell'indirizzo, in quell'aspettativa.

La consistenza è vedere e capire che il prodotto biologico o è vivo e realizza la logica della vita, legata a delle leggi ben precise, oppure è solo un prodotto che si distingue dagli altri, solo perché è un po' più studiato. Ma tecnicamente è come gli altri.

Il biologico è vero se è portatore di energia vitale, di luce, di vita. Tutti valori sottili. Tutta energia vitale che trova origine in colui che l'ha creata e in colui che la mantiene viva. Il successivo mio impegno è stato mirato a soddisfare quest'intuizione, a cercare una prospettiva che integrando il passato aprisse nuovi orizzonti.

È un lavoro non facile, che opera mentre il mondo si nutre di biologico e mentre io e qualcun altro desideriamo che questa filosofia prenda un indirizzo più profondo, più culturale e più spirituale. Nella mia vita c'è improvvisazione e intuizione. Entrambe pescano dentro qualcosa di carismatico, di molto profondo. Qualcosa che mi dice: questo è giusto e questo è sbagliato.

Faccio un esempio, che inevitabilmente si scontra con alcuni concetti scientifici. Si sente spesso parlare di calorie. La vita è anche calore, considerando che noi abbiamo una certa temperatura addosso. Quando trasformo il cibo in numeri, attraverso formule matematiche fatte di moltiplicazioni, arrivo a credere che si vive solo di quelle. Ed è praticamente impossibile dimostrare il contrario. Ma io mi rifiuto di ricondurre la poesia e la grandezza di un argomento come quello del biologico, che è la magnificenza di una scelta di vita, a semplici numeri giustificati e imposti dalla scienza accademica.

Il cibo è valido nella misura in cui mi trasmette energia, energia vitale, che non è data dai numeri, dalla somma matematica delle proteine, dei grassi e dei carboidrati che mangio. Altrimenti sarebbe un monumento alla miseria. Essendo vivo, con dei villi intestinali capaci di distinguere perfettamente un prodotto morto, portatore di calorie ma che sottrae molte energie, da uno vivo, che fornisce solo energia vitale, non posso non scegliere quest'ultimo. Lo scelgo anche se l'energia vitale non è "pesabile".

La differenza che trovo tra l'accademico e il carismatico è alla base del mio lavoro. La scienza, ad un certo punto, si ferma. Il cammino della vita, che è fatto di essenzialità, va oltre e acquista una consistenza diversa.

SOMMARIO

L'aspetto filosofico

CAPITOLO 1

Necessario ed essenziale

*I*l concetto di necessario ed essenziale vale anche per il bio tradizionale, cioè per quello comunemente inteso, oltre che per il "nostro" DiversaMente Bio. Il contenuto di questa differenza fondamentale è riassunta e realizzata in modo egregio dallo slogan: "Dalla Terra al Cielo". L'essenziale va distinto dal necessario che non è essenziale. Nella vita è importante salire in alto per distinguere le due cose.

Il concetto di in alto è sempre ben raffigurato dal significato di "dalla Terra al Cielo". Nell'economia del lavoro portato avanti è fondamentale collocare entrambe le riflessioni, sul necessario ed essenziale, oltre che sul senso dello slogan "dalla Terra al Cielo", a partire dal significato di questa denominazione ormai storica, dall'origine e dalla fedeltà mantenuti in tutto il percorso.

Sono due cardini, quelli di cui stiamo parlando, sia nel percorso che andremo a fare sia nel coinvolgimento del Bio. L'essenziale va distinto dal necessario che non è essenziale. Dicevamo, l'importante nella vita è salire in alto per distinguere queste due cose. In alto, appunto, "dalla Terra al Cielo". E restare in alto, con la valorizzazione della parte finale del libro, con la spiegazione delle sette leggi spirituali, sempre sinonimo di alto.

Una cosa è certa: vorrei arrivare prima della fine dei miei giorni a non dover ripetere di avere un solo rimpianto, quello di aver tardato troppo a scoprire l'essenziale. A spingermi in questa strada dell'essenziale sono stati due personaggi indimenticabili, due personaggi illuminati. Due maestri insostituibili che, incontrati durante l'"avventura bio", mi hanno regalato attimi di eternità. Parlo di Gian Battista Pagani e Michele Dondo.

Il primo mi ha insegnato la dinamica mentale e la meditazione applicata alla vita, cioè ai valori eterni. Il secondo mi ha indicato una strada che mi ha portato ad innamorarmi felicemente di Dio. Due maestri essenziali accanto ad altri necessari. Nel bio esiste una dimensione per forza necessaria, fatta dalla serietà della ricerca, dalla coerenza nell'analisi e dalla corrispondenza tra la qualità e l'effettivo riscontro nella scelta del prodotto.

In realtà, è la consapevolezza che all'interno della parola bio fa una differenza abissale. La vita nel prodotto biologico è già essenziale. È la presenza di quel principio spirituale interiore che in noi uomini si chiama il "Sé" e che nel prodotto bio s'identifica con la vita, appunto con l'energia vitale. Dunque, c'è la materia necessaria come il corpo e lo spirito.

È bello potersi soffermare su questo aspetto e riuscire a vederne l'applicazione nella vita. Siamo di fronte all'accoglimento di entrambe le dimensioni. Stiamo per scegliere il meglio, nel pieno rispetto della verifica e della vita stessa. A questo punto diventa necessario il compito della selezione, della scelta del prodotto. La formazione del consumatore Bio aiuta a distinguere la materia e l'aspetto profondo, essenziale, cioè spirituale che il "nostro" corpo reclama a gran voce.

Il necessario e l'essenziale non vanno intesi in senso esclusivo. L'uno non esclude l'altro. Sono entrambi importanti, a pari merito. Vanno considerati entrambi con diverso rigore e competenza. In modo che il quadro appaia davvero compatto e ricco. Come ricca è l'armonia composta dal creato. Si parla giustamente della sinfonia che non è null'altro che la poetica combinazione ottimale del necessario che conduce per logica all'essenziale. Come sta a ricordarci il "nostro" essenziale slogan: "dalla Terra al Cielo".

In tempi non sospetti, quindi all'inizio di questa storia, cioè all'inizio della seconda metà degli anni Settanta del secolo scorso, quando dovevo scegliere un titolo e un marchio, dal profondo mi è stato suggerito "dalla Terra al Cielo". Un programma di studio, di lavoro, di ricerca e di vita impegnata nel distacco dalle cose terrene per aspirare a quel mondo sottile di cui l'energia vitale è indice sicuro e rassicurante.

Questa mission ha accompagnato e accompagna ancora la nostra storia, richiamando le due realtà fondamentali del biologico: la terra e il cielo, l'alfa e l'omega, il punto di partenza che segnala una terra di sicuro viva e da rispettare, come dovrebbe fare il primo protagonista del bio, cioè il coltivatore consapevole e libero, accanto all'altro protagonista, che è il cuoco.

Questi due protagonisti vengono prima di tutti gli altri, prima di qualunque cultura, prima di qualunque estrazione e di qualunque portata accademica. Sempre dalla scia del necessario e dell'essenziale, intimamente uniti e coniugati, si sostengono in modo categorico. Colui che coltiva la terra, a patto che lo faccia con la dovuta coscienza, ha in sé un merito superiore rispetto a qualunque altro individuo.

Serve, dunque, un doveroso riconoscimento. Man forte al coltivatore la fornisce colui che sta in cucina a preparare ciò che il coltivatore fa nascere nelle propria terra. La nostra consapevolezza e la nostra filosofia passano attraverso le loro intenzioni di fare un lavoro e un servizio indispensabili alla qualità della vita. E qui entra in gioco l'essenziale del biologico, cioè la coscienza di cui parleremo ampiamente nella seconda sezione di quest'opera.

25

Infine, una pagina storica è quella che si deve dedicare al sogno che diventa realtà, allo slogan che si trasforma in un'attività commerciale: "dalla Terra al Cielo". Senza questo supporto necessario e sempre in crescita, il passaggio essenziale oggi pronto per essere servito al grande pubblico non sarebbe stato possibile. A ragion veduta, ciascuna tra le cose necessarie ed essenziali della storia di "dalla Terra al Cielo" fa coppia con le componenti essenziali del biologico di sempre: la cultura, la sensibilizzazione e la fede nella qualità del cibo.

CAPITOLO 2

Biologico da rifondare

*D*opo un percorso lavorativo e un'attesa durata quarant'anni diventa necessario fare il punto. Diventa necessario rendersi conto del cammino fatto e intravedere anche ciò che vale e che è destinato a restare - ciò che resta è perché vale - con un doveroso aggiornamento: l'indirizzo che si è dato il biologico contemporaneo non è più né quello iniziale, né quello "ortodosso" e né quello che la maggior parte dei consumatori si aspetta.

C'è nell'aria, almeno da parte mia, la voglia e il desiderio di andare a rivedere il percorso, aggiornarlo e caso mai integrarlo. Per andare subito al punto, a me pare che il biologico di oggi sia senza anima, senza una chiara identità, che abbia uno spessore non degno di consumatori consapevoli e liberi come dovrebbero essere i consumatori attuali.

Da parte mia c'è l'esigenza di testimoniare i progressi fatti dalle mie interpretazioni e varianti apportate all'argomento e dal biologico in genere con gli altrettanto evidenti limiti che quest'iniziativa ha portato.

Mi fermo, considero quello che mi è successo in questi otto lustri di lavoro, ne colgo gli aspetti storici e anche il progressivo incremento di idee, di filosofia e di esigenze che sono venute man mano a chiarirsi durante il fondamentale passaggio dall'Era dei Pesci a quella dell'Acquario, periodo in cui si è incrementato il fatturato delle aziende e dei negozi, ma anche in cui si è perso di vista quello che era l'aspetto più profondo, più interiore, più vero dell'agricoltura biologica.

Io sono partito intorno al 1968, quando nelle università italiane si cominciava a parlare, in vista della nuova era, dei cambiamenti radicali che sarebbero avvenuti. Sembrava si trattasse di pure utopie, di illazioni di apprendisti stregoni privi di qualunque istruzione e fondamento. Invece, già all'epoca c'era gente che vedeva oltre il proprio naso.

C'era gente che vedeva cadere quello che era il principio d'autorità, che poi era autoritarismo vero e proprio, che si rifletteva su tante cose: sul professore che saliva in cattedra e non poteva essere contraddetto da nessuno e in alcun modo, sulle pubblicazioni che non vedevano mai la stampa, sui libri che non andavano letti (poi chissà perché!). Insomma, una chiusura che non era degna di quegli anni in cui ci si cominciava a svegliare.

Il 1968 è stato l'anno di rottura, che la maggior parte di noi ha vissuto istintivamente insieme a tanti professori universitari. È in quel momento che si radica in me l'idea che qualcosa di nuovo in campo culturale doveva accadere. Ed è in quel momento che mi sono accorto che non bastava frequentare l'università, portare avanti studi accademici e laurearsi per sapere tutto. Da un certo momento in poi, ho cominciato a mettere in discussione tante cose, quasi tutto, partendo dal mangiare.

In pratica, mi sono accorto che di ciò di cui mi cibavo non sapevo quasi nulla. Anzi, non sapevo nulla. Quest'ignoranza non mi consentiva di mangiarlo con gusto e neppure di renderlo efficace per la salute. Eppure il mangiare, quel mangiare, doveva servirmi per nutrire me stesso, doveva avere una forte predisposizione per la salute. Mi sono accorto in quel momento che nell'alimentazione non adottavo nessun criterio. Eppure avevo studiato anche greco e latino. Ma culturalmente, sullo specifico argomento della nutrizione, nella mia testa c'era il vuoto.

Non potrei mai negarlo, l'incontro con la macrobiotica, di cui vi parlerò a parte, è stato uno dei momenti salienti della mia apertura verso il nuovo. In quel momento ho capito una cosa fondamentale: la filosofia "giusta" è quella che si concretizza, è quella che affonda le proprie basi nella salute. Così ho deciso di darmi altri orizzonti.

Andando avanti verso il mio nuovo orizzonte e frequentando "maestri" capaci, tra cui Angela Cattro e Luciano Pecchiai, mi sono accorto che c'era una cultura parallela già negli anni Settanta e Ottanta. Una cultura vera e con radici profonde, di cui in tanti sarebbero dovuti essere "golosi", eppure restava sconosciuta e sottovalutata. Quasi fosse fuori dal tempo e fuori dallo spazio. Qualcosa di inconcepibile.

Mi sono incuriosito subito, anche perché parallelamente avevo dei problemi di salute. Facevo vita sedentaria. Prima studiavo, poi insegnavo, non mangiavo mai bene... A trent'anni, avevo accumulato così tante scorie per cui era diventato necessario cambiare indirizzo. Il caso volle farmi incontrare le persone giuste, quelle che, appunto, mi indirizzarono verso la scelta giusta. In quegli anni, siamo a cavallo tra il 1970 e il 1975, a Torino c'era solo un'infarinatura di macrobiotica e un negozietto di alimenti che definiremmo sani, di derivazione biologica. A parte ciò e a parte qualche discorso tra amici che decidevano di bandire dalle proprie tavole l'ormai dilagante "chimicomania", c'era il vuoto.

Nasce in me il desiderio di lasciar perdere tutto quello che stavo facendo per gettarmi a capofitto in questo settore. Voglio scoprire cosa c'è di vero e di documentabile. E voglio condividerlo con il resto del mondo. Così, nasce l'avventura che dà vita alla nostra - mia e della mia famiglia - scelta imprenditoriale. Scelta che continua tutt'ora. Ho avuto anche fortuna ad avere accanto la mia famiglia, che senza batter ciglio ha deciso di seguirmi.

Da allora, in quarant'anni, di acqua sotto i ponti ne è passata tanta. E ne è passata altrettanta sotto i miei ponti, fatti di aspetti conoscitivi, culturali e pratici. Scoperte che non sono mai riuscito a tenere per me, avvertendo un forte bisogno di condivisione. Non volevo salvare il mondo, sapevo che non potevo. Volevo aiutare chiunque fosse disposto a farsi aiutare. Chiunque avesse voglia di provare. Di scommettere.

Di cosa sto parlando? Sto parlando del fatto che la carne, seppur

29

minimamente consigliata, non è mai stata da considerare il prodotto ideale per l'uomo. Che lo zucchero raffinato era ed è uno dei più potenti veleni con cui dolcemente avvelenavamo e avveleniamo i bambini. Che il sale raffinato era e resta molto pericoloso, che la farina bianca era ed è quanto di più deleterio si possa mangiare. Che le patate, i peperoni, le melanzane, i pomodori e tutte le solanacee non facevano e non fanno bene, al contrario di ciò che si continua a pensare.

Tutto questo, all'inizio mi sembrava nebuloso. Non era facile iniziare a mettere in discussione il cosiddetto "sistema". I grandi pericoli erano e restano latenti, quasi nascosti. Sapete perché? Un qualsiasi produttore è obbligato a dichiarare quanto addensante, quanto gelificante, quanto tensioattivo, quanto acidificante, quanto colorante, quanto conservante può mettere per ogni singolo prodotto. Quindi deve sottostare a delle regole che ci assicurano che per ciascun prodotto non viene superata la soglia di tossicità. Però, appunto, per ciascun prodotto.

In quasi tutti i prodotti che mangiamo si trova questo minuto quantitativo di sostante chimiche che, sommate tra loro, raggiungono e superano quotidianamente il limite di tossicità e ogni giorno facciamo una somma di varie sostanze nocive. Vere e proprie scorie che si accumulano progressivamente nell'organismo. Con questo sistema, ognuno di noi si avvelena inconsapevolmente. Tutti i giorni della settimana. Pasto dopo pasto.

Nessuno ci dice quante sostanze chimiche realmente immagazziniamo nel nostro organismo, ma è certo e ormai è dimostrato scientificamente che questa è la giusta strada per avvelenarsi lentamente. Avete mai provato a fare la somma delle tossine di cui vi sto parlando per un solo anno? E per una vita?

Alcuni calcoli parlano di circa due-tre chilogrammi all'anno di scorie che passano dal fegato e vanno ad inquinare l'intestino. Due o tre chilogrammi di veleni, somministrati poco per volta. Come si fa a non ammalarsi, a non distruggersi e a non morire? Impossibile resistere. In ogni senso. Spesso più "forchetta buona" si è e più si è attratti. E più fa male. In questo meccanismo risulta impossibile non costruire la propria malattia.

31

Più scoprivo una realtà naturale attraverso la quale disintossicarmi, più chiedevo ai colleghi di università se loro sapevano, se erano a conoscenza della possibilità di curarsi attraverso il cibo. Domandavo cosa mangiassero, che sale usassero, che pane masticassero e così via, perché gli argomenti, specialmente in questo campo, si accavallano e si intersecano tra loro. La maggior parte di loro non mi sapeva fornire una risposta.

Invece, io le risposte le cercavo e le trovavo e questo mi dava e mi dà tutt'oggi la certezza che questa cultura alternativa c'era, c'è ed ha un fondamento. Era ed è solo meno credibile scientificamente. Non conveniva e non conviene alle grandi aziende e alle multinazionali. Urta troppi interessi.

In più, in quel periodo che è a cavallo degli anni Settanta e Ottanta non c'era neppure una legge che tutelasse realmente il consumatore. Anzi. Si veniva attaccati sulla farina integrale che non era "codificata" tra i prodotti vendibili, sul pane che aveva troppe ceneri perché integrale... C'erano tutte le premesse per ostacolare la novità.

Eppure quando facevamo i primi corsi di nutrizione e di cucina, ogni domenica c'erano dai settanta ai novanta partecipanti. Era un vero e proprio boom. E io iniziavo ad essere davvero soddisfatto. Tutte le persone che mi stavano vicino in questo percorso ponevano un importante quesito, che poi altro non era che il secondo passo di una cultura alternativa che non poteva essere frenata: "Dove possiamo trovare il riso integrale al posto di quello bianco?", "La farina integrale macinata a freddo e con la pietra?".

Parlavo di secondo passo. Per dare una risposta ho coinvolto la mia famiglia, tutta. Ed è nato quello che oggi tutti quelli che sono del settore conoscono e che sta dietro a "dalla Terra al Cielo", non un negozio o un supermarket, ma una vera filosofia che è estrinsecata nel nome stesso.

Negli anni, a poco a poco si sono avvicinate al biologico alcune aziende del settore alimentare che hanno fiutato l'affare. Un percorso che è durato anni, ma che ha condotto queste stesse aziende ai giorni nostri, in cui si è ormai affermato un brand del bio. Peccato che non si sia affermata anche la parallela curiosità che mi sarei aspettato.

La domanda è: di quale biologico stiamo parlando? In fondo, il bio potrebbe essere una caratteristica legata ad una legislazione, a dei capitolati, a delle regole.

Come in tante situazioni che evolvono e a volte degenerano, oggi siamo nella condizione di dover precisare che c'è "biologico" e "biologico". Non tutti gli alimenti sono uguali e non tutti gli alimenti vengono prodotti con gli stessi criteri. E questo al di la delle leggi e delle regole, spesso discutibili, che nel tempo ci sono state imposte.

È bene dirlo, anche alla luce dei recenti scandali avvenuti un po' in tutta l'Unione Europea e, in particolare, nei Paesi dell'Est: quasi mai è la certificazione a fare il prodotto il biologico. Il buon senso di chi non si accontenta, quello che fa dire pane al pane e vino al vino (se uno sa che c'è pane e pane e vino e vino, con la coscienza che ci sono pani che sono da considerare al pari delle pietre e che alcuni vini sarebbero da bandire dal commercio) ti porta a ricercare una filosofia di riferimento che purtroppo non c'è stata.

Perché? Ma perché c'era il vuoto culturale da una parte, con tanta gente di buona volontà che faceva ciò che poteva, intravedendo in questo vuoto la possibilità di inserirsi aggiungendo alla teoria la pratica per soddisfazione personale.

Ma di fatto c'era già qualcuno, e parlo di me, che si chiedeva il perché. Cosa c'è di valido e cosa no? È in questo momento che nasce la prima mia esigenza di vedere nel biologico uno stile di vita. Una scelta precisa. Un cambio di mentalità per avvicinare i valori sottili dell'alimentazione. Valori potentissimi in quanto sottili, che mi hanno sempre guidato.

Così facendo sono riuscito a far recuperare credibilità ai miei studi di filosofia e teologia che non erano affatto sottili, oltre che troppo teorici e altrettanto accademici, quindi poco concreti, non in grado di riuscire a darmi alcuna soddisfazione.

Oggi queste contraddizioni, cioè quelle di un passato che è troppo passato e che mal si adatta ad un presente che si proietta verso il futuro, si sentono ancora di più. Sono cambiati i tempi, le esigenze e le strutture mentali di cui l'uomo dispone.

Oggi si è molto più capaci di fare astrazione e contemporaneamente di passare dalla teoria alla pratica e volere subito la concretezza della risposta (specialmente i giovani). Quarant'anni fa non era così. Ma da giovane anche io sentivo un'esigenza.

Volevo trovare la corrispondenza tra teoria e pratica relativamente al benessere del mio corpo. Volevo avere dei riscontri e non soltanto a livello di mal di pancia o intestino gonfio, oppure ancora di digestione più facile. Ma proprio a livello di lucidità mentale, di velocità di pensiero, di correlazione tra il riflettere e l'agire.

Per prima cosa ho iniziato a mangiare meno. Spesso si insegue il sapore, il "buono", e ci si ingozza eccessivamente, ingurgitando anche un maggior quantitativo di veleni. Il troppo storpia in tutti i sensi.

Il secondo passo è stato l'abbinamento dei prodotti. Combinando alcuni alimenti, mangiando antipasto, primo e secondo, si altera completamente tutto il metabolismo. Questo secondo passo è, però, quello fondamentale. Rispettare questa regola significa tutelarsi dal cumulo delle scorie e dimenticare il concetto che un dato prodotto è "buono" se ha un sapore e un odore accattivante.

Quindi stop ad olio di palma, grassi idrogenati, glutine, caseine, glutammati e quant'altro... Dovremmo smettere di sottovalutare tutta una serie di dati che, al contrario, dovrebbero fare esplodere in noi la voglia di sapere e di salvarci, battendo l'ignoranza e la pigrizia.

Solo così si può contrastare la venalità delle grandi aziende che servono le altrettanto grandi multinazionali che hanno le mani in tutta una serie di affari, anche loschi. Chi ha un'industria alimentare sa perfettamente che, pur producendo biologico, la propria posizione scricchiola. Il motivo è semplice.

I principi fondamentali del biologico sono in antitesi con le grandi aziende, con le grandi estensioni, con le monocolture e soprattutto con le grandi produzioni. Il vero biologico non può essere fatto di grandi numeri.

Non si può mai realizzare un prodotto davvero bio a livello industriale e su grandi estensioni. Il biologico è tradizione e artigianalità. I grandi numeri vanno a braccetto con i grandi fatturati, quindi con una tipologia di interessi che è molto lontana dalla filosofia dell'impiego del cibo come prevenzione e cura delle malattie. Da sempre, la quantità mal si addice alla qualità.

È nata nel tempo l'esigenza di capire di più, di codificare un po' meglio il settore dell'alimentazione sana, del cibo pieno di vita, della vera filosofia che accompagnava in modo armonico agricoltura biologica e nutrizione. Oggi, a differenza di quarant'anni fa, esiste una controinformazione, nata sul finire dell'Era dei Pesci, che spiega tutto in modo corretto, che lancia i giusti allarmi. Questa è un'importante possibilità che in tanti dovrebbero cogliere.

Ognuno di noi sceglie cosa mangiare e ciascuno può e deve orientare la propria cultura. Quando iniziava a serpeggiare l'Era dell'Acquario, le molte multinazionali che avevano furbamente cavalcato lo slogan di quella dei Pesci (finita il 31 dicembre del 2000), "amore = passione", erano già pronte a cavalcare lo slogan del nuovo periodo (che termina nell'anno 4000), "consapevolezza = libertà".

Per semplificare il concetto: quarant'anni fa c'era l'esigenza di cambiare, ma si era circondati dall'ignoranza. Oggi c'è molta più informazione, ma c'è bisogno di essere realmente consapevoli delle scelte che si fanno, altrimenti si sarà ancora più schiavi dei poteri forti di ieri a causa di informazioni distorte.

Per noi umili servi della natura cambia poco. Muri di ostruzionismo trovavamo (ieri per la mancanza di leggi adeguate) e muri di ostruzionismo (oggi fatti da un'enorme mole di burocrazia e certificazioni) continuiamo a trovare.

Grazie a troppe regole aggiornate troppo spesso e sempre peggio (ma questo dipende dal fatto che viviamo in un Paese corrotto), tutti hanno qualcosa di biologico da mostrare e da vendere: i grandi supermercati, le grandi industrie, tutti contadini e i venditori dei mercatini delle nostre città e così via.

Della serie, una certificazione non si nega a nessuno. In fondo, basta pagare. Qualcuno il giusto e qualcun altro un po' di più. Insomma, il biologico e la macrobiotica non sono più una filosofia che deve guidare l'uomo e la donna verso il benessere, sono dei marchi, dei brand da vendere.

E chissenefrega se per vendere si arriva anche ad inventarsi certificazioni che non si hanno... Tutto appiattito, tutto di nuovo pronto e servito. Quasi nessuna sperimentazione che, invece, era proprio alla base del concetto su cui si cercava di lavorare quarant'anni fa. Per questo dopo quattro decenni ho cominciato a chiedermi: ma quali errori sono stati commessi per ritrovarci in questa situazione?

L'errore è stato quello di inseguire, di nuovo, la necessità di fare dei numeri. Una sana osservazione accorcia subito le distanze e rende credibile ogni discorso. Invece, si è preferito adescare le persone a colpi di slogan e di pubblicità, cercando poi di recuperare gli investimenti fatti aumentando le vendite, che poco sopra ho definito i "numeri" che, spesso, servono a creare una domanda finalizzata ad avere una risposta.

Dinanzi all'introduzione delle prime certificazioni ho subito pensato che l'individuo venisse interamente scavalcato. Era esattamente così. Non mi sbagliavo. Al centro dell'attenzione non c'era più l'uomo in quanto essere vivente, ma solo il contenuto del suo portafogli. In questa filosofia che contraddistingue l'odierno "brand biologico" non credo più, perché è eccessivamente superficiale.

I prodotti sono solo apparentemente migliori, sono solo più curati a livello estetico. Purtroppo, la realtà è che la materia prima ha scacciato via la coscienza individuale.

CAPITOLO 3

Prima Pesci, ora Acquario

*I*l passaggio dall'Era dei Pesci all'Era dell'Acquario non deve indurre le persone a pensare allo zodiaco. Non parlo di segni che periodicamente cambiano e che ogni anno si ripropongono. Pesci e Acquario non sono legati alla nostra data di nascita e se si riproporranno, sarà quando io e voi non ci saremo più da un pezzo.

Quando parliamo dell'esigenza di un'agricoltura e di un'alimentazione biologica nuova, diversa, dovete chiedervi: nuova rispetto a cosa? Diversa da quale? La prima risposta è che, anche se non tutti sono convinti della reale importanza di questo fattore, siamo passati da un'era ad un'altra.

L'era è un periodo di tempo che dura 2000 anni, dall'anno 1 al 2000 e ora si andrà dal 2001 al 4000. Per chi vuol dare i numeri può non significare nulla, ma per chi va addentro al significato e soprattutto alle applicazioni sottili, energetiche, perché di questo si tratta, l'era è legata all'energia che fa andare avanti l'universo, un'energia sottile, che non è sottile perché poco potente, ma al contrario è sottile perché potentissima. Simile al concetto impiegato nell'omeopatia, tanto per fare un esempio.

Nel momento in cui ci si rende conto che quest'energia ha avuto un andamento logico, storico, scientifico durato 2000 anni, si comprenderà bene cosa significa il cambio di energia. E di conseguenza che il ragionamento portato avanti nell'Era dei Pesci, oggi appare del tutto superato. Sono stati superati tutti i discorsi che si riferiscono all'ego, al controllo esterno, all'approvazione altrui, al potere.

Questo ragionamento si traduce in un superamento delle strutture forti come le grandi multinazionali, le scuole, la chiesa come istituzione, indipendentemente dalla religione, lo Stato, in cui si crede sempre meno, eccetera, eccetera.

Il biologico cosa c'entra con tutto questo ragionamento? C'entra nel momento in cui, al culmine di un percorso, quello dell'Era dei Pesci, la pesantezza delle strutture forti si è fatta sentire troppo. In che modo? Ad esempio, la cosiddetta "chimicomania", la dipendenza dall'eccesso di chimica in agricoltura, eccesso di chimica nella terapia d'urto farmaceutica (farmaco deriva dal greco pharmakon, che significa veleno) e quant'altro.

L'ho detto nel capitolo precedente e adesso ribadisco e approfondisco il concetto. Quello che sembrava essere (o che doveva essere) un concetto da strutture forti, io l'ho applicato per un certo periodo alla coltivazione biologica. I risultati non mi hanno soddisfatto.

Per questo il biologico in cui credo oggi è sempre più espressione formidabile di tutte le cose sottili, come l'aroma, la consistenza, il colore e il sapore. Tutte queste sono caratteristiche sottili, tanto più potenti quanto più sottili, che ti portano a riflettere sul perché da sempre bisogna dire no agli interventi chimici in agricoltura.

La "chimicomania" annienta queste qualità e mette a repentaglio la salute stessa della pianta che, invece, si spera di salvaguardare. Ma questo aspetto è parziale. Mi spiego meglio: definire un prodotto biologico solo perché non subisce interventi massicci durante la coltivazione è limitante, oltre che fuori tempo. Ieri non lo era, oggi lo è. E a ciò si è arrivati passando attraverso l'Era dei Pesci, che era necessaria per fare nascere e sviluppare il concetto e la filosofia del biologico.

Però, adesso questo periodo è totalmente superato e le energie sono diventate più sottili. Bisogna fare un ulteriore passo in avanti, verso il futuro, staccandoci dalle strutture forti che ci hanno accompagnato fin qui. Nell'Era dell'Acquario il cibo va valutato in funzione dell'uomo e l'uomo va visto non più come colui che cerca i propri punti di riferimento, ma come l'individuo che li conosce già.

Essere vivente non più bambino, ma adolescente, capace di distinguere, proprio perché conosce le differenze che ci sono tra un agricoltore che produce e non darebbe mai da mangiare i propri prodotti ai suoi figli e il contadino-consumatore che con ciò che coltiva nutre anche la sua famiglia.

Il contadino-consumatore è un produttore che pensa: "Io sono come tutti gli altri, quindi anche consumatore di ciò che produco". Ecco perché lo slogan di questa nuova era è "consapevolezza = libertà": perché dietro all'uomo, che sia produttore o consumatore poco importa, c'è la coscienza. Una coscienza che deve essere pura e profonda e che deve garantire la salute. Quindi, sottile e potente.

Il biologico in cui credo è quello che nasce assorbendo le energie di chi coltiva, perché chi coltiva segue l'andamento della produzione con le proprie mani, con le proprie energie. Fisiche. Mentali. Emozionali. Biologiche. Chi non fa attenzione a questo passaggio non coglie le specifiche di questa nuova Era dell'Acquario. Ripeto "consapevolezza = libertà".

Nel momento in cui sono consapevole che le mie energie influiscono sulla qualità del prodotto, e quindi influenzano la qualità del cibo, e di conseguenza la qualità dell'andamento naturale della salute, posso comprendere il significato più profondo di "energia sottile".

È fondamentale comprendere il passaggio radicale tra i due periodi storici. È fondamentale capirlo e rispettarlo per non perdersi in un mondo che cambia e che a volte inganna per ottenere un profitto. Dalle cose apparentemente sicure come le certificazioni, si passa alle cose un po' meno sicure come la coscienza, che è legata alla comprensione del prodotto con cui scegliamo di nutrirci e di conseguenza di acquistare.

41

La domanda non deve più essere "questo prodotto è biologico o non è biologico?", bensì "quanta vita c'è in questo prodotto biologico?". Biologico vuol dire vivo. Un "adolescente" nell'Era dell'Acquario si rende conto di essere vivo, di essere unico, di dover essere indipendente, di poter chiedere consiglio, ma di agire come lui in coscienza ritiene giusto fare.

L'adolescente, a differenza del bambino, impara e si abitua a disobbedire per cercare la propria identità. Per quanto riguarda il prodotto è la stessa identica cosa. Si va ad interessare il valore legato all'energia vitale. Non si tratta dunque di un fattore estetico o esteriore, come una certificazione a norma di legge, oppure un timbro su un'etichetta.

Quando io mi accorgo che questa energia vitale la posso percepire, la posso rispettare, la posso quantificare, pur non potendola pesare, tutto ciò ha per me un'importanza vitale, proprio perché in quell'energia credo fermamente. E più ci credo più vivo. Più ci credo più posso ricollegarmi al prodotto vivo.

Il prodotto biologico è un prodotto che si ricollega alla vita. È un prodotto esplicitamente vivo. Più il prodotto è vivo, più è bio, perché la vita è un qualcosa di molto sottile. La vita produce vita, elevata e purificata. Laddove si parla di biologico e non si celebra la vita si è fermi. E quando un'era va avanti e un uomo si ferma si parla di "pesce fuor d'acqua". Un pesce fuori dall'acqua ha vita breve.

Spero sia chiaro perché è di fondamentale importanza comprendere che l'indirizzo energetico è cambiato. Dall'era in cui lo slogan era "amore = passione" si è passati all'era in cui "consapevolezza = libertà". Chi non entra in questa dinamica che la vita sottolinea e descrive in modo esemplare perde il suo tempo e lo fa perdere agli altri.

A livello di traduzione pratica non è semplice questo concetto. Vediamo di facilitarlo. Partiamo da una domanda: qual è il fondamento odierno della vita? Ieri era la certificazione che attestava il non utilizzo di alcun componente chimico nella coltivazione e nel trattamento delle piante. Dai concimi ai fitofarmaci. Aria pulita mentre l'aria continua ad essere sporca, acqua pulita mentre l'acqua continua ad essere inquinata...

Oggi questo controllo solo esteriore non basta più. Oggi si cerca il fondamento della vita. L'acqua e il sale. La soluzione idrosalina. Il 26% di sale cristallino (per eccellenza il sale himalayano) e il 74% di acqua pura di sorgente, quella che contiene una carica batterica viva. Questa soluzione è quella in cui è nata la vita, è la soluzione idrosalina che si trova negli oceani.

La seconda domanda, a questo punto, è: qual è il collegamento tra Era dei Pesci ed Era dell'Acquario? Nel primo periodo l'acqua veniva considerata in modo anomalo. Veniva tenuta fuori dal discorso prettamente biologico. Ma l'acqua è il fondamento della vita! Eppure non era stata considerata perché era ed è un prodotto di origine minerale.

La nostra vita non è tanto legata all'andamento dell'inquinamento o all'assorbimento dei carboidrati e delle proteine. La vita è legata all'apporto di sali minerali e alla cristallizzazione di questi sali. Quindi all'acqua. Pura. Viva.

Noi siamo fatti per circa il 70% di acqua. Ma per stare bene quando si ha sete non basta bere una qualunque acqua, magari imbottigliata da chissà quanto tempo. Dopo ventuno giorni al massimo, i batteri sono tutti morti. E quindi, noi beviamo acqua morta.

In questa nuova epoca non mi basta più sapere che sul retro di una bottiglia c'è l'analisi batteriologica. Perché quell'analisi batteriologica non è più vera. Era fedele alla realtà solo per i primi giorni in cui l'acqua di sorgente era stata imbottigliata. Ed ecco tornare prepotentemente il concetto della consapevolezza.

Cosa tiene in vita quei batteri? Gli orientali lo chiamano Prana, un'energia sottile legata al pensiero positivo. Se penso bene dell'acqua, perché sono realmente cosciente che si tratta del liquido minerale portatore di vita, non mi faccio fregare più da chi dice che l'acqua è sempre acqua.

L'acqua viva è quella che mi interessa e che posso considerare realmente Biologica e nutriente per la mia vita. L'acqua morta sempre acqua è. E sempre minerali conterrà. Però è morta. In pratica contiene cadaveri.

Se la bevo ha sempre lo stesso sapore, ma quando urino cambia tutto. Avete mai provato a bere un litro e mezzo di acqua potabile di sorgente? Fatelo, scoprirete come è diverso e cercherete di rifarlo ogni volta che vi sarà possibile.

Fondamentale per l'organismo, non una droga. Quello dell'acqua e quello del sale sono due esempi di fondamentale importanza e devono divenire il parametro di valutazione di tutto quello che ci circonda e soprattutto del biologico. Chi non lo capisce non è interessato al concetto che si cela dietro il nostro ragionamento.

45

CAPITOLO 4

Fontane luminose senz'acqua

*G*etto lì una frase. Un'altra importante provocazione racchiusa in una sorta di slogan. Fontane luminose e fuochi d'artificio sul palcoscenico del bio. Premetto: non si tratta di un film e neppure di uno spettacolo teatrale. E alla fine, anche se l'ho definito uno slogan, non è neanche quello. Fate viaggiare verso il punto di sintonizzazione comune le vostre fervide menti.

Seguitemi con attenzione e pazienza. Ho immaginato per un istante che il discorso fatto fino ad ora sul senso del "Diversa-Mente Bio" dovesse essere rappresentato su un palcoscenico luminoso e coreografico: al centro una scritta, "biologico", a sinistra "cento motivi per per dire no" e a destra "cento motivi per dire sì". Al consapevole consumatore il compito di scegliere.

Il biologico attuale non ha soltanto perso la credibilità per poter finire su un palcoscenico osservato da una platea gremita di persone istruite. Rischierebbe di diventare uno "spettacolo" da cantina dimenticata e ammuffita. Volete sapere perché?

Perché questa confusione tra i "no" e i "sì", questa non causale rappresentazione della fontana luminosa attira molto l'attenzione dei curiosi, anche dei consumatori bio. Mi spiego meglio: anche chi si nutre di biologico ha bisogno di bere. È una necessità fisiologica. Ma se ci si avvicina ad una fontana da cui esce luce, ma non fuoriesce acqua, come si fa a dissetarsi? Come si può bere veramente?

Abbandono le provocazioni e arrivo al dunque. Visto che, come abbiamo avuto modo di dire in precedenza, l'acqua non è tra i prodotti soggetti a certificazione da agricoltura biologica, dispiace vedere tanta gente presa in giro, gabbata da decenni, da società a cui si può solo riconoscere il merito di imbottigliare un liquido gratuito nella sua purezza e costoso nel suo inquinamento.

In una fontana che fa luce non si trova l'acqua, così come in questo odierno bio non si trova ciò che si cerca, ciò che si chiede.

Lo stesso dicasi dei fuochi d'artificio. Ci si può scaldare dietro ad uno spettacolo pirotecnico? Decisamente no. Così come sfido chiunque a riscaldarsi dietro le luci dei fuochi d'artificio, consiglio di diffidare di questo cibo biologico che viene venduto ovunque e da chiunque, dal mercato al supermercato.

Ecco perché in origine parlavo dei "cento motivi per dire no" e dei "cento motivi per dire sì". Se dietro l'attuale regime di nutrizione biologica c'è solo un enorme interesse economico, forse è meglio dire no a questo... biologico.

Oggi la scienza più diffusa è l'ignoranza. Si era partiti con l'idea di insegnare, informare, fare scuola, ma ci si è persi cammin facendo, tentati da altri interessi. Oggi nessuno informa più, figurarsi formare un cliente.

Anche nei negozi specializzati si pensa solo a vendere il prodotto più costoso per avere un margine di profitto superiore. L'unico obiettivo è fare soldi. Tanti soldi. Anche a discapito della salute di altre persone. E sì, perché gli altri sono dei portafogli da svuotare. Ecco perché ci s'inventa un palcoscenico, un libro, dei convegni.

Si tenta di recuperare il possibile, di contrastare l'ignoranza che avanza grazie agli interessi delle multinazionali e delle grandi industrie dell'alimentazione che hanno messo le mani anche su questa tipologia di alimentazione, trasformandolo in un brand.

Solo oggi capisco perché, in questi quarant'anni, quelli che "contano" nella grande informazione generalista non si sono mai interessati a noi, a me e a pochi altri produttori realmente interessati alla cultura del biologico e della buona salute. Sono tutti supinamente schiavi di chi investe grandi capitali in pubblicità. Da schiavi rendono ignoranti, e quindi schiavi, quasi tutti gli altri. Un'ignoranza dettata dalla paura di conoscere la verità. Quasi come se la verità appartenesse a pochi.

Dietro tutto ciò c'è cattiveria, voglia di manipolare cose e persone, avidità, interessi. Mi viene in mente un libro di Carlo Galimberti: "E di veleni saziami". Parlavo di ignoranza diffusa in una società individualista, dove spesso si è portati a pensare che i mali e le disgrazie capitino sempre e solo agli altri.

Si è così avvelenati che non si riesce neppure ad accorgersene.

L'intossicazione da zucchero e sale raffinati, da farina tipo "00" è così cronicizzata che appare normale stare male e si continua a costruire la propria malattia, mentre con la forchetta ci si scava la tomba.

Questo libro deve servire a convincere soprattutto i piccoli negozietti di alimentazione biologica a non vendere qualunque cosa solo ed esclusivamente per fare soldi e ad informare e rendere consapevole il consumatore, spiegando bene che un prodotto non è detto che sia realmente biologico solo perché ha il timbro.

Anche Michele Ferrero tantissimi anni fa continuava a dire che i suoi prodotti erano ottimi, mentre gli ripetevo che con l'olio di palma e tutto quello zucchero raffinato stava rovinando intere generazioni. Ma lui usava l'olio di palma e faceva pubblicità in televisione. Bisognerebbe riuscire a vincere l'omertà, sempre più dilagante...

Pensate cosa succederebbe se l'acqua venisse inserita tra i prodotti biologici e avesse la scadenza (come il latte) a dieci giorni, visto che dopo ventuno i tutti i batteri sono morti e quindi noi beviamo per lo più "cadaveri" che non rappresentano assolutamente il nutrimento migliore da somministrare al nostro organismo.

L'ignoranza sarebbe davvero meno grassa e tutti potrebbero bere acqua viva. Viva anche se non è di giornata. Immaginate quanti clienti in meno avrebbe la sanità se al posto dello zucchero raffinato, che fa venire il diabete, la gente si nutrisse di carboidrati completi come il miglio o il riso, abbinato ai legumi, che aiutano a prevenire questa terribile e incurabile malattia moderna.

C'è gente che per addolcire un caffè non usa più lo zucchero raffinato e neppure quello di canna, ma non sa berlo amaro. Usa il fruttosio al cento per cento. Su questo palcoscenico facciamo entrare anche questo prodotto e poniamoci delle importanti domande.

Come è stato estratto questo fruttosio? In modo industriale? È stato raffinato? Quando lo hanno estratto la frutta era matura al punto giusto? Era frutta derivata da coltivazioni biologiche? Dove veniva coltivata? Non è che per caso proviene da scarti di frutta?

In via approssimativa, il fruttosio potrebbe anche starci, ma per essere coerenti al nostro discorso dobbiamo tenere conto che le tecnologie industriali non vanno a braccetto con i cibi salutari. Ricordate: la frutta va consumata fresca. Per questo, sarebbe meglio il miele, l'unico prodotto di origine animale fatto davvero dalle api senza la mano umana...

Questi esempi hanno un unico significato che vorrei racchiudere in una frase spot: combattiamo l'ignoranza, bandendo dalle nostre tavole le sostanze chimiche.

Più che dire "no" basta dire i giusti "sì", con la consapevolezza che molti prodotti dichiarati bio, oggi, non so più così tanto biologici. Questo ci porterà ad acquistare più libertà dagli errori del passato, frutto dell'andazzo che ha portato anche i produttori alla ricerca dei grandi numeri e dei grandi fatturati.

Errori aumentati a dismisura dopo il 1991, anno in cui sono state varate le leggi che definivano e dovevano fare chiarezza in un settore, questo appunto, in cui vigeva l'anarchia, quella che oggi chiameremmo deregulation. Regole nate nell'Era dei Pesci. Regole che sono ancora buone, ma che avrebbero bisogno di qualche aggiornamento. Che dovrebbero prevedere un "bio" pieno di vita e non il contrario.

51

CAPITOLO 5

Zucchero, farina e sale avvelenati

*A*rrivati a questo punto, non ci si può esimere dal parlare dei tre grandi veleni dell'era contemporanea, a cui fino ad adesso, per una serie di motivi, abbiamo solo fatto cenno. Con l'uso dello zucchero raffinato, col sale raffinato e con la farina tipo "00" è in gioco il futuro dell'umanità. Esatto. Il futuro di tutta l'umanità. Sono tre veleni pericolosi come le radiazioni.

Zucchero, sale e farina raffinati sono i tre più terribili nemici del nostro futuro. Futuro che qualcuno si gioca inconsapevolmente, ma che qualcun altro, come ad esempio chi sceglie deliberatamente di raffinare e vendere questi prodotti raffinati, ce lo fa giocare molto consapevolmente. Solo per arricchirsi. Solo per il proprio tornaconto.

Guai all'uomo che pensa di nutrirsi bene o di fare gli interessi della propria salute e di costruire la propria felicità nutrendosi di prodotti così sbilanciati, così negativi, così droganti e privi di sostanze nutrienti, come quelli che abbiamo appena citato.

Fiduciosi o non fiduciosi, d'ora in poi dite "no", ma un "no" deciso allo zucchero bianco raffinato, uno dei più potenti veleni con cui dolcemente ci avveleniamo e avveleniamo i nostri figli, i nostri nipoti e tutti i bambini in genere.

Dite "no" anche al sale bianco raffinato. Se ne consuma una valanga, pensando di insaporire i cibi, ma invece se ne consuma fino a cento volte di più di quanto se ne potrebbe consumare. Cento volte di più di quanto il nostro organismo riesca a tollerare. Eppure, come già detto in precedenza, il sale, anzi i sali minerali sono indispensabili per vivere. Ma appunto c'è sale e sale... Sale che fa bene e sale che fa malissimo.

Basta saper scegliere tra sale dell'Himalaya o quello marino integrale, tutti ricchi di minerali, in particolare di magnesio, un minerale che regola oltre trecento funzioni elettrolitiche nel nostro organismo. Lo stesso dicasi della farina e, più in generale, di tutti i prodotti raffinati.

Se noi, per ignoranza, non ci preoccupiamo degli effetti negativi che può avere la raffinazione e quindi non capiamo che una ricchezza viene trasformata in miseria, perdiamo un passaggio fondamentale. Questa miseria è tanto sbilanciata da sbilanciare anche noi, il nostro PH corporeo.

Per rendere più accessibile e comprensibile il discorso, mi piacerebbe ritornare all'esempio del precedente capitolo, in cui si parlava del palcoscenico del bio, che per fortuna oggi c'è rispetto a quarant'anni fa, periodo in cui non c'era neppure il biologico.

Proviamo ad immaginare per un attimo che su questo palcoscenico possano salire tutti, ma proprio tutti. Curiosi, esperti e persino gli addetti ai lavori. Tra questi ultimi vorrei collocare quelli che io reputo dei maestri. Sì, maestri di buona salute. Studiosi, ricercatori, esperti e intellettualmente onesti.

Gente illuminata non dalle fontane luminose, ma dalla nostra fiducia, dalla nostra intraprendenza e dalla nostra curiosità e soprattutto dalla loro cultura. Con le loro esperienze vorremmo stare, sostare e ragionare. Grazie a loro noi troviamo il coraggio di andare a pulire questo palcoscenico, nell'attesa di alzare il sipario e mostrarlo agli spettatori che si trovano dall'altra parte.

Chi in passato si è speso molto su questi argomenti sono: la specialista Angela Cattro, il professore e medico Luciano Pecchiai (fondatore dell'eubiotica), il professore Francesco Garofalo, grande ricercatore di produttori locali che producevano seguendo le leggi della natura e fondatore di uno dei primi centri di certificazione, Aldo Cecchini, un bravissimo erborista, e il professore Luigi Costacurta. Loro. Già all'epoca, con i loro studi sui prodotti degenerati e degeneranti, si ritagliavano un posto importante sul "nostro" palcoscenico. "Nostro" perché scelto da noi.

Qualche decennio fa era noto che bastavano pochi grammi di zucchero raffinato per sbilanciare completamente l'apparato digerente. Già, all'epoca avevano scoperto che chi mangiava ogni giorno un cucchiaino di zucchero, per dieci, venti, trent'anni, segnava irrimediabilmente e indiscutibilmente il proprio destino avvelenandolo. Avvelenando il proprio organismo.

Gli interessi dei grandi produttori hanno coperto di silenzio queste scoperte e così siamo arrivati ai giorni nostri, giorni di un'epoca in cui se ne consumano decine di chili all'anno, visto che è presente dovunque, dal pane alle bibite. Lo zucchero si trova anche nel prosciutto...

Eppure in natura non esiste questo zucchero, che è frutto di una lavorazione lunga e smodata (basti pensare che viene usato anche il carbone attivo per scolorare) della canna o della barbabietola.

Processi che tolgono a questo carboidrato tutte le sostanze nutritive: scorie, ma anche vitamine e sali minerali. Dicevamo che questa sostanza non esiste, ma è stata creata appositamente. Progettata perché fosse piacevole al palato e totalmente inodore. Una droga.

Questo prodotto, quando entra nel nostro stomaco, ha bisogno di raccogliere, di richiamare a sé tutte le vitamine e i sali minerali di cui è stato privato. Solo così può entrare in circolo. Indovinate un po' dove trova queste sostanze? Nel nostro organismo. Le sottrae alle nostre riserve.

Soprattutto il calcio, che viene tolto alle ossa, all'apparato scheletrico. Come si può ben intuire, lo zucchero raffinato non crea solo un'immediata acidità, che è poi uno dei fattori che più nutre le cellule tumorali. Anche lo zucchero bianco biologico è un veleno. È solo un veleno certificato.

Lo zucchero è causa di diabete, carie, osteoporosi, intolleranze alimentari, tumori e molto altro. Da un intestino sbilanciato possono arrivare tutte le malattie croniche e degenerative.

Quelle che sono definite malattie moderne. Tutti i bravi medici, per bravi intendo professionisti preparati e onesti, spiegano che curando l'intestino, prima che sia troppo tardi, le malattie rientrano, dal morbo di Chron all'artrite reumatoide... Insomma, si può guarire.

C'è un'unica condizione "sine qua non". Bisogna fermarsi in tempo. Non bisogna aver fatto troppi, troppi danni. In fondo, riusciamo ad accorgerci quando ci stiamo ammalando.

Bandite lo zucchero bianco dalla vostra alimentazione. Scoprirete che ci sono tanti modi per soddisfare il bisogno che il nostro organismo ha di carboidrati, come i cereali completi, o di zuccheri, rintracciabili nella stevia, nello zucchero di canna o nel fruttosio estratto naturalmente, o infine nel miele, un ottimo dolcificante prodotto dalle api senza l'aiuto dell'uomo.

Gli zuccheri dei cereali completi e integrali, come il miglio, l'orzo, l'avena, il grano, il riso, non sono nemici del pancreas e aiutano a combattere il diabete e non sono acidificanti come invece lo è lo zucchero raffinato.

È vero, sono zuccheri e alzano il picco glicemico, ma questo "inconveniente" si può contrastare assumendo legumi, fagioli, ceci, lenticchie. I legumi sono calmieranti, L'importante è che venga somministrata al nostro organismo la stessa dose di carboidrati e di legumi. Mezzo piatto di riso e mezzo di lenticchie, tanto per fare un esempio concreto.

Un altro veleno è il sale raffinato. L'unica forma salina che non contiene sali minerali perché la mano umana l'ha privato di questa ricchezza. Perché la mano umana l'ha squilibrato. Più mangiamo sale raffinato, più mangiamo cloro e sodio che, se ingeriti senza gli altri minerali contenuti in origine nel sale marino, fanno malissimo.

Il sodio, per fare un esempio, causa la ritenzione idrica, che spesso è causa di infarti. E il cloro? Anche di questo sale bianco, che tutto è tranne che cristallino, se ne fa ormai un uso sproporzionato. Spesso in molti cibi viene aggiunto allo zucchero per insaporire. Insaporire e contestualmente avvelenare.

I dadi che vengono usati per alcuni famosi brodi vegetali sono composti al 50% di sale. Vi rendete conto? Squilibrati come lo era la nutella col suo 50% di zucchero. Il sale integrale, come accennavamo all'inizio di questo capitolo, è ricco di magnesio.

Quest'ultimo consente la corretta esecuzione di oltre trecento funzioni elettrolitiche, tra cui quella visiva e quella cerebrale, oltre che quelle motorie dei muscoli. Ma non solo. Ci sono novanta elementi presenti nel sale e spesso il nostro corpo fatica a trovarli.

Tutti questi elementi, compreso il calcio, sarebbero pronti per essere assimilati, perché la natura fa le cose per bene, ma l'uomo raffina questa sostanza anche in modo chimico e la rende povera, vuota, dannosa.

Eppure, per stare bene, per iniziare a ridare il giusto equilibrio al nostro organismo, basterebbe sciogliere un po' di sale dell'Himalaya nell'acqua, una soluzione del 26% (circa 26 grammi) in un litro d'acqua, e assumerne un cucchiaino al giorno.

Sembrano sciocchezze, ma in realtà sono i piccoli segreti con cui la natura ci aiuta a guarire e a restare in buona salute. Altra cosa importante è non prendere il sale a granelli e gettarlo sui cibi. In questo modo non riusciamo ad assimilarlo e non ci fa bene.

Bisognerebbe discioglierlo in acqua, o a temperatura ambiente o calda poco importa, e poi salare i cibi con quella soluzione idro-salina.

Ovviamente, cerchiamo di non dimenticare che qualunque eccesso fa male, quindi anche se usiamo il "sale buono", ma in quantità notevoli, il nostro corpo non ne trarrà dei benefici, Anzi.

Abbiamo bisogno di tre grammi al giorno e invece ne consumiamo più di venti (sommando i sali minerali che ingeriamo anche tramite la frutta e la verdura), che in un anno diventano sette chili e trecento grammi di media che passano dal nostro fegato e soprattutto dai nostri reni.

Infine, non ultima per danni, c'è la farina. La farina raffinata è anch'essa vuota. Privata dell'enorme ricchezza che si trova nel germe del grano. La macinazione e la successiva lavorazione che sbianca la farina brucia tutti i nutrienti. Vitamine e minerali. Per questo è corretto definirla vuota, povera. Comprare farina bianca, come zucchero bianco e sale bianco, significa gettare via i soldi.

E se proprio vi va di buttare via soldi, almeno ditemi dove li gettate... Come avviene con lo zucchero e con il sale raffinati, essendo la farina ricca di amido e povera di tutto il resto, appena entra nel nostro organismo richiama sali minerali e quindi impoverisce le nostre scorte, richiama ad un elevato consumo di acqua e ci gonfia.

Gonfia a dismisura stomaco e intestino. Chi compra prodotti così miseri deve accettare di essere chiamato ignorante. A differenza di chi sceglie l'alternativa, che poi alternativa non è, proprio perché la farina più naturale è quella integrale.

59

CAPITOLO 6

Le onde della potenza

Mettendomi nei panni di chi legge, di chi cerca di fare proprie le indicazioni che fornisco, mi sento obbligato a rivelare un altro passaggio fondamentale di una filosofia che va nella direzione "DiversaMente Bio".

Ho scritto che sul palcoscenico del bio può salire il più e il meglio di quello che la filosofia che sta dietro l'agricoltura e la nutrizione biologica propone, nel tentativo di avvicinarci all'obiettivo reale, che pare davvero molto lontano, se si considera che il biologico odierno si fonda principalmente sull'estetica.

Davanti a questi problemi, la chiarezza e la corretta informazione su farina, sale, zuccheri e altri potenziali veleni che l'industria alimentare ci fa assumere quotidianamente diventa di fondamentale importanza.

Ma c'è un problema. I consumatori, quasi tutti e troppo spesso, dimenticano queste informazioni. Non le fanno diventare un vero strumento di confronto e crescita individuale o collettiva.

L'atteggiamento spontaneo dinnanzi a questo problema è quello dello sconforto, o peggio ancora dell'impotenza.

È fondamentale fermarsi a riflettere su quest'ultimo concetto. In questo caso, non parlo di impotenza fisica, parlo di un'impotenza morale, etica, molto sottile, apparentemente quasi impercettibile, ma diffusa ovunque.

Un'impotenza che nasce e trova terreno fertile nel mare di informazioni inesatte e contrarie al buon senso, alla salute e all'equilibrio.

Cosa può fare l'uomo per fronteggiare ciò e non essere travolto? Cosa può fare se non osservare e sperare di riuscire a mettersi in disparte, sperando di non essere colpito da tanta ignoranza?

Il mondo oggi sembra celebrare la morte, anche a tavola, mentre noi parliamo di celebrare la vita, il "bios", quindi esattamente l'opposto.

Questa contrapposizione, di fronte ad un palcoscenico illuminato artificialmente da fontane luminose e fuochi che non scaldano, ci lascia inevitabilmente sbalorditi.

Ancor più sbalorditi si resta andando ad analizzare che l'Era dell'Acquario è stata una bellissima conquista, in cui basta entrare dentro per trovarsi a proprio agio, perché tutto dentro di noi reclama quella dimensione.

Sarebbe innaturale il contrario.

Poi, di fatto, ci si accorge che non tutto è così coerente, lineare, condiviso e gioiosamente vissuto.

Ci si sente impotenti quando, di fronte a tutto questo, non si trova un mezzo idoneo per affrontare queste problematiche come si dovrebbe.

Per questo motivo ho scelto, un avverbio di modo che spiega tutto ciò. Un avverbio composto da due realtà. "Diversa" e "Mente". Entrambi da scrivere rigorosamente con le lettere iniziali maiuscole.

"Diversa" significa che se tutto sul palcoscenico suona in un certo modo, c'è uno strumento che la fa un po' da padrone e che fa sì che quella volontà di diventare potenti, cioè in grado di vincere, si trasformi quasi automaticamente in impotenza.

Se si gioca questa carta, questa realtà, questa dimensione "Diversa" della nostra dotazione naturale, si va incontro a risultati diversi.

In pratica, padrona di casa è questa "Mente", che trasforma "Diversa" in avverbio di modo, ma che nello stesso tempo rappresenta l'enigma di fronte al quale gli uomini si trovano automaticamente o potenti o impotenti. E quindi o vincenti o sconfitti in partenza.

O capaci di passare dall'Era dei Pesci a quella dell'Acquario, oppure incapaci di avanzare, diventando come dei pesci fuor d'acqua.

Uno dei luoghi comuni negativi, che io intravedo nel mondo politico, in quello familiare, in quello scolastico e persino in quello ecclesiastico, è proprio l'incapacità di capire come funziona la nostra mente.

Siamo talmente lontani dal subirne il fascino, che preferiamo quasi ignorare la sua enorme funzionalità.

La nostra mente funziona a vari livelli. Il nostro cervello emana delle vibrazioni al secondo, che vanno dalla frequenza naturale dell'universo di 8 hertz fino ai 20-21 hertz, passando attraverso un'accelerazione naturale che è di 14 hertz.

Da dove partiamo per giustificare la potenza o l'impotenza?

Si è apparentemente molto potenti quando si è in onde Beta. Almeno questo pensa la maggior parte delle persone nel mondo. Ma non è così.

Le onde Beta sono onde emanate dal nostro cervello dalla parte sinistra del nostro emisfero. Sono onde molto corte e molto veloci. Sono le onde tipiche dei sillogismi, della logica "minor" o "major", di una razionalità che sfocia nella scienza, nel controllo, nella tecnologia.

Queste onde sono le uniche a regnare sovrane nelle scuole e ad essere applicate nella vita. Non perché sono le uniche ad esistere, ma perché sono le uniche ad essere conosciute.

Le onde Beta ci rendono impotenti perché ci portano ad assolutizzare una sola funzione della nostra mente, facendoci dimenticare le altre. Quindi, siamo solo apparentemente potenti.

È come se di fronte alla possibilità di possedere un territorio descritto su una carta geografica, scegliessimo di accontentarci solo della carta di quel territorio.

Il limite, in pratica, è quello di razionalizzare un dato problema. Dove sta lo sbaglio? Risiede nell'assolutizzare un particolare dimenticando gli altri. Se, invece, riuscissimo a fare una capatina anche nell'emisfero destro, che si collega con la dinamica del cuore, con le emozioni, col sentimento, potremmo scoprire che lì risiedono delle vibrazioni più lunghe, le cosiddette onde Alfa. Più lunghe e più lente.

Grazie a loro, da impotenti potremmo diventare potenti, tranquilli, pacati, rilassati. Capaci di valutare le stesse cose più in profondità. Non a caso la felicità appartiene alle menti tranquille e rilassate. Quasi mai razionali. La felicità appartiene alle menti che sfruttano le onde Alfa.

Solo ragionando con queste onde potremo analizzare, da quel palcoscenico di cui abbiamo parlato fino ad ora, le problematiche legate al sale, allo zucchero, alla farina e a tutti i cibi raffinati e non, integrali e biologici, perché emotivamente ci avviciniamo al bio e ci allontaniamo dal resto.

Finché saremo impotenti considereremo il biologico come uno dei tanti strumenti che razionalmente si presenteranno sul mercato, che razionalmente potremo descrivere, produrre, consumare...

Grazie alle onde Alfa ci si accorge che, al contrario di quanto si pensava prima, il biologico possiede l'energia vitale che ci serve per andare avanti, l'energia di cui abbiamo bisogno per vivere e per diventare forti.

Cosa vuol dire bio in - "in" di intelligenza - onde Alfa? Immaginate di riscoprire il valore vero della mente, che è vera quando è in equilibrio con le onde.

Prima si analizzano le situazioni in onde Alfa e solo successivamente, cioè dopo essere riusciti a guardarle in profondità, cogliendo con precisione tutte le sfumature, possono essere ragionate in onde Beta. Solo così si potrà entrare nell'Era dell'Acquario.

Infine, potremo andare ancora più in profondità riuscendo a dare a tutto la giusta lettura che abbiamo a lungo cercato.

È tutta una questione di metodo: prima si va in onde Alfa, stabilendo la quotazione, il giusto valore, che dobbiamo dare alle cose e solo dopo potremo tentare di giustificare e razionalizzare il tutto in onde Beta.

Vivere il biologico in onde Alfa significa fare un salto di qualità, il salto dall'Era dei Pesci all'Era dell'Acquario, dalle valutazioni sull'apparenza a quelle sulla qualità, evitando di perderci nella confusione generata dal qualunquismo.

La vita non è una descrizione razionale di avvenimenti. La vita è un valore da credere e da coltivare. E puoi credere al valore della vita soltanto se entri nella dinamica mentale delle onde Alfa. Potenza o impotenza.

Non tocca né a me né a nessuno dire chi è potente e chi non lo è. Nel momento in cui si entra in una certa logica si diventa forti e ce ne accorgiamo.

Dove prendiamo lo spunto per dire che il nutrimento è qualcosa di vitale importanza, soprattutto se lo andiamo a cogliere in onde Alfa? Il cibo è proprio ciò che unisce la nostra energia vitale all'energia vitale dell'universo.

Noi siamo vivi, i nostri villi intestinali che producono il sangue sono energeticamente vivi, ma per mantenere questa loro energia hanno bisogno di nutrirsi di sostanze analoghe. Sostanze vive.

L'energia vitale contenuta nel nostro organismo incontra l'energia contenuta nel cibo, si riconosce e scatta il meccanismo della nutrizione e la salute diventa un fatto reale.

Andare a distinguere nella vita reale questo semplice concetto significa ribaltare il biologico di oggi, che manca di anima. Sì, anima. L'anima è questa energia vitale.

Se noi mettiamo al centro della nostra alimentazione quest'anima del prodotto biologico - l'acqua viva, il sale giusto... - vuol dire che andremo contro il biologico senz'anima. Un biologico che la legge dei grandi numeri ha trasformato in un brand.

Come mai in un'epoca in cui siamo tutti più avanzati a livello culturale, tra la vita e la morte scegliamo la morte?

I cibi più diffusi sono morti. Anche sui giornali o in televisione, trionfa la morte. Fa notizia il sangue. Fa audience l'orrore. Eppure, la vita, l'energia, la gioia del miracolo dell'esistenza lascia quasi del tutto indifferenti.

Come mai in un mondo in cui si pensa di celebrare la salute, in cui si cerca di sconfiggere le malattie autoimmuni e degenerative, l'uomo è sempre più vittima di malattie apparentemente inguaribili? Perché, se si è convinti di vivere più a lungo e meglio, sono così tanto diffuse le assicurazioni sulla vita? C'è una contraddizione strisciante, soprattutto a livello filosofico...

Il biologico rischia di fare lo stesso percorso, pur essendo partito dalla necessità di combattere la "chimicomania", di combattere l'accademismo che toglie energia, vitalità, salute, ma soprattutto toglie interesse a tutto ciò che non è accademico. Perché, è bene ricordarlo, il biologico non è accademico.

Non sarà mai strumento di analisi scientifica, perché la vita non corrisponde ad una formula. Per il principio per cui non si deve fare di tutte le erbe un fascio, il biologico deve essere tolto dalla massa di prodotti che si commercializzano e che si studiano. Il biologico deve essere valutato con le onde Alfa e solo dopo può essere razionalizzato, ma con l'umiltà di un ricercatore.

67

Ci stiamo avvicinando al cuore del problema, a quel bio diverso di cui vogliamo parlare. È chiaro che la mente è lo strumento eccezionale grazie al quale costruiamo tutta l'organizzazione che ci fa vivere in una certa ottica il progresso e il successo.

Oggi si parla spesso di "Io" e "Sé", un concetto correlato a quello delle onde Alfa e Beta. Gli orientali parlano di Yin e Yang. La moderna psicologia transpersonale parla di Maschile e Femminile.

Tutte fotografie più o meno della stessa realtà, che intendono darci delle prospettive, delle angolature, grazie alle quali possiamo capire meglio il biologico.

Yin e Yang stanno rispettivamente per l'acido e l'alcalino. Yin è il principio espansivo a cui si contrappone lo Yang, per evitare che l'espansione vada all'infinito.

Quindi, Yin e Yang sono le due forze grazie alle quali tutto nel mondo, dal nostro cervello all'agricoltura, si muovono e si rapportano tra loro. Yin può essere l'acqua, Yang il sale. Ma non è tanto importante capire cosa è Yin e cosa è Yang.

È fondamentale trovare il giusto equilibrio tra queste due forze. Quindi, per tornare al nostro argomento, è fondamentale analizzare il bio con entrambi gli strumenti. Sia con le onde Alfa sia con le onde Beta, che abitano una di fronte all'altra. Prima col cuore e poi con la mente. Così Yin e Yang.

Non ha importanza capire se siamo più espansi o più contratti. È fare in modo che i due principi coesistano dentro di noi e raggiungano un equilibrio. Stessa cosa dicasi per il Maschile e per il Femminile. Non sono uno più importante dell'altro.

Si dà priorità al femminile. Quando l'intuizione, il cuore, ci porta al centro del problema, allora si dà spazio al maschile, al cervello, che ci aiuta a trovare le radici.

Questi concetti avrebbero bisogno di essere inseriti nel cammino del consumatore bio consapevole. Solo così si potrà arrivare alla verità, a comprendere le onde del prodotto equilibrato. Equilibrato come noi.

Questo comune equilibrio ci permetterà di individuarci di volta in volta. Noi e i prodotti che fanno per noi. Il tutto grazie al principio dell'intuizione, del linguaggio del cuore, in onde Alfa. L'equilibrio lo possediamo già. Però, dobbiamo raggiungerlo noi.

CAPITOLO 7

Centro chiama periferia

*A*ristotele fissa lo scopo della filosofia nella conoscenza disinteressata del reale e vede il filosofo come un sapiente dedito alla ricerca. La filosofia guarda il mondo secondo un'ottica orizzontale ed unitaria che considera tutte le realtà e tutte le scienze su un piano di pari dignità.

La filosofia si differenzia dalle altre discipline solo perché al posto di studiare i vari aspetti dell'essere, si interroga sull'essere in generale. Quindi come tutte le dimensioni dell'essere presuppongono l'essere, le varie discipline presuppongono la filosofia.

Il discorso filosofico si rappresenta in un sistema chiuso fisso e immutabile di verità connesse fra loro. Una speculazione rigorosa e razionale.

Non è un errore quindi dire che una filosofia è vera e, soprattutto, è tale quando è un sistema chiuso. Deve essere composta da pensieri talmente combinati, coordinati e armonizzati tra loro che alla fin fine il circolo attorno a cui ruota tutto deve apparire chiuso.

Ciò vale anche per il nostro filosofare sul biologico. Perché?

Perché ogni domanda che poniamo parte dalla periferia, dalla vita, da punti non lontani tra loro (ad esempio, ciò che mangiamo e ciò che beviamo oppure le condizioni di salute e il nostro regime alimentare) ed è diretta al centro.

Poi, partendo dalle sensazioni e dalle emozioni che proviamo mentre visualizziamo questo contesto (che è il perimetro di un cerchio), proviamo a tracciare due raggi teorici che uniscono la circonferenza al centro. Perché a noi, ciò che interessa è arrivare al centro.

Questo per dire che, dinanzi ad un prodotto che ci fa ragionare, che ci fa aprire gli occhi, che ci fa capire, come l'acqua, il sale e la farina, riusciamo ad andare in profondità. Al centro. Al cuore.

Da questo cuore ci allarghiamo alla filosofia del bio, che non si accontenta di parlare dell'acqua, del sale, dei cereali, ma si allarga ad un certo stile di vita. Uno stile di vita energetico. Perché tutto è energia.

Il cuore è il centro dell'energia, l'anima della nostra filosofia, che abbiamo visto essere la vita.

In periferia, c'è tutto il resto, che se armonizzato e riequilibrato si compone in una sintesi, che è la filosofia dietro cui c'è la vita stessa, l'universo, la creazione.

Quest'ultima rappresenta l'equilibrio e l'energia che fa funzionare tutto l'universo, attorno a cui gravitano le azioni dettate dall'amore, che a sua volta è la forza interiore che attenua il dolore, la fatica, lo sforzo.

Il circolo è chiuso.

La forza dell'amore è la giusta opportunità che, dopo esserci disintossicati, ci mette in guardia, ci dice di stare attenti, ci consiglia di osservare cosa c'è di così poco attraente nello zucchero raffinato che è tossico, ma che in apparenza ci attrae molto, oppure in quel sale bianco raffinato che è uno dei più potenti veleni e che noi metteremmo dappertutto.

La forza dell'amore verso noi stessi ci permette di accorgerci che in un'orchestra siamo fuori tempo, che facciamo una sinfonia per noi, con le note sbagliate e senza ritmo.

Grazie alla forza dell'amore verso noi stessi cominciamo a capire, a distinguere la felicità dalla gioia, la ricchezza dall'abbondanza, cominciamo a distinguere il bio che ci parla al cuore da un biologico che è semplicemente a norma di legge, ma che interiormente è morto e quindi non è portatore di vita.

Quando sei al centro puoi arrivare in qualunque punto della periferia e semplificare tutto. Nell'universo c'è già un ordine preciso.

Se noi vogliamo stare bene in salute dobbiamo fare in modo che ogni punto della nostra periferia sia collegato al centro dell'universo. Tutto, non solo il mangiare.

Un uomo che vive la sua vita in modo biologico, non ha bisogno di un ente certificatore. Parte dalla propria coscienza (che è pura e centrata col centro dell'universo) e trova sempre i giusti equilibri.

Tutto sta a trovare il criterio unificante, che è l'energia pura.

Basta sintonizzarsi con questo ordine di cose.

73

CAPITOLO 8

Gli errori di ieri nel bio di oggi

*P*arliamo di errori del passato. Il discorso è sempre lo stesso, tedioso e ripetitivo, ci si colpevolizza per gli errori commessi o per le decisioni non prese.

Le immagini invadono costantemente la mente, le parole pronunciate sono l'eco che non ci abbandona, i sentimenti sono una pressione limitante. Nel frattempo, i minuti passano senza che ce ne si renda conto, senza apprezzarli.

Invece, bisogna sempre scoprire l'opportunità che si cela dietro all'errore. Senza gli errori del passato non esisterebbe la saggezza del presente e neppure la bozza del futuro. Che c'entra questo discorso col biologico?

Seguitemi.

Cominciamo col dire che fa bene il consumatore consapevole a chiedersi cosa c'è di giusto e cosa c'è di sbagliato nel biologico moderno. Ma soprattutto, cosa c'è di sbagliato e dove si è sbagliato?

È certo che quaranta anni fa non c'era la volontà di sbagliare. Si cercava di fare tutto al meglio. Ciascuna persona si impegnava al massimo. Quarant'anni fa si cercava solo un'alternativa naturale che tamponasse l'avanzare inesorabile della "chimicomania" in agricoltura: dal trattamento delle piante a quello della terra fino alla trasformazione dei prodotti.

Solo una serie di coincidenze ha consentito la nascita di una (necessaria) normativa, relativa ai prodotti derivati da agricoltura biologica, soprattutto integrali, che altrimenti sembravano fuorilegge.

Necessaria normativa perché solo questo ha permesso che vi fosse una normalizzazione del settore, che inizialmente, come era inevitabile che fosse, era molto piccolo e gestito in maniera del tutto anarchica.

Prima che il settore fosse normato, noi coltivatori e produttori venivamo vissuti - per ignoranza - come degli apprendisti stregoni. Inizialmente non ci facevano vendere la pasta integrale perché aveva le ceneri troppo alte, il pane integrale non ce lo lasciavano fare perché aveva anche la crusca e così via.

Quel 1991 fu l'anno in cui finalmente si definì un comparto. Il momento in cui molti poterono scegliere un'agricoltura che si rifiutava di avere a che fare con le sostanze chimiche.

Un'agricoltura sostenibile. Biologica, appunto. Col passare degli anni, verso il 2000, cominciarono ad emergere le prime tensioni commerciali. Anche in questo caso, come era inevitabile che fosse, il biologico iniziò a crescere e molti produttori iniziarono ad inseguire le leggi dei grandi numeri, le selvagge regole del business.

Quando il prodotto alimentare viene visto come denaro contante, si perde la passione per l'artigianalità. Si perde la passione per il Bio, per la vita, e ci si innamora della ricchezza, che inevitabilmente ci rende avidi.

Purtroppo, questo rappresenta uno dei più grandi errori del passato. Dare la precedenza al fatturato e al guadagno è divenuta la filosofia di molti coltivatori e di altrettanti produttori e commercianti. Tutti nascosti dietro ad una parvenza biologica.

Questo nuovo modo di intendere l'agricoltura e la filosofia bio ha fatto sì che quel poco di entusiasmo iniziale si affievolisse, almeno in chi non produceva in nome del dio denaro.

Faccio un esempio pratico: ricordo che appena entrai in questo campo dedicavo molto tempo a corsi, conferenze, seminari, trasmissioni radiofoniche, in cui mettevo a disposizione degli altri tutte le mie competenze. Col passare degli anni c'erano sempre meno eventi organizzati e meno partecipanti. Si pensava di aver raggiunto la saturazione culturale, ma invece era il sintomo di una nuova ignoranza che avanzava.

Intanto, le aziende diventavano più grandi, i fatturati crescevano, altri enti certificatori si aggiungevano, mentre si pensava di poter vivere di rendita su un marchio che si allontanava lentamente dagli stessi operatori, che nel frattempo aumentavano a dismisura.

In pratica, si è perso il contatto con l'entusiasmo iniziale e con la voglia di essere coerenti, dando spazio alla superficialità e banalizzando un prodotto innovativo e certamente salutistico.

Non deve essere sottovalutato l'aspetto della salute, visto che era stato il punto di partenza di tutta l'avventura. Lasciatemi fare una citazione dotta ogni tanto: "Fa' che il cibo sia la tua medicina e la medicina sia il tuo cibo". Ippocrate, il padre della medicina, circa 2500 anni fa sintetizzava così il suo pensiero sulla relazione tra ciò che mangiamo e la nostra salute.

Se è superficiale e banale chi vende, diventerà banale e superficiale chi compra. Così facendo, il biologico rischia di diventare come gli altri prodotti: un marchio da identificare attraverso un etichetta, che alle spalle ha solo burocrazia. Che fine ha fatto la passione e l'artigianalità? Questa domanda potrebbe lasciare l'amaro in bocca a tanti.

Quindi, tornando a noi, il più grande errore del passato è quello di aver prediletto i numeri, le grandi produzioni affidate alla grande distribuzione organizzata nel nome dell'affare e del business. Il tutto nascosto dietro ad un brand, un marchio. Quello del biologico.

Continuare a mettere in guardia le persone dai pericoli della moderna alimentazione era un nostro dovere. Informare e sensibilizzare era l'aspetto più importante per trovarsi oggi consumatori consapevoli, visto che i problemi di salute con gli attuali regimi di alimentazione sono andati aumentando.

Bisognava dedicare meno tempo al business e di più all'informazione. Biologico è filosofia di vita. Per questo non possiamo esimerci dal ricordare alle persone che gli abbinamenti alimentari sono fondamentali, proprio per evitare di creare problemi digestivi e nutrizionali.

Oggi in tanti mangiano prima la pasta e poi la carne, mischiano diversi carboidrati e anche diverse proteine. Tutti errori che alla lunga non si può fare a meno di pagare a caro prezzo.

Oggi ci troviamo a dover rifondare il biologico, ma non prima di avergli dato la sua identità originale, che si fonda su valori essenziali ed eterni. L'universo intero che vede nel suo cuore la vita è alimentato (alimentazione) dall'amore.

Le energie, gli sforzi, gli impegni che nascono da scelte fatte con amore e fede pesano meno. Bisogna tarare di nuovo il concetto di biologico su questi principi. Non solo "cosa" mangiare, ma soprattutto "come", tenenedo conto che il "cosa" è umano e il "come" è divino.

Si mangia per vivere, il piacere è secondario, anche se è giusto concedersi delle eccezioni. Non lo dico io, lo dicono i saggi: dal primo boccone che si mette in bocca dipende tutta la nostra digestione e il fatto che il cibo che stiamo ingerendo ci nutra veramente.

Bisogna masticare molto, bisogna mangiare lentamente, bisogna rendere liquido il cibo che abbiamo messo in bocca.

Oggi si mangia in fretta perché bisogna andare a lavorare, quindi oltre a masticare velocemente si mangia in compagnia di due brutti sentimenti: lo stress e l'ansia. Di conseguenza, si digerisce male e si soffre di molte patologie che interessano fegato e intestino.

Questo significa trascurare il "come". Ci si riempie lo stomaco, ma non si mangia, non ci si nutre. Invece, il bio è energia vitale. Quell'energia vitale di cui avete e abbiamo bisogno per vivere bene. In salute.

CAPITOLO 9

Ciò che mangiamo fa bene?

Passiamo un attimo dalla teoria alla pratica. Dalla filosofia al concreto. In tutti questi anni, cosa ho imparato essere il fondamento del biologico? E soprattutto cosa mangiare? E cosa non mangiare?

Ci nutriamo perché ci piace e perché serve a vivere. Anzi, ci nutriamo di ciò che ci piace perché dovrebbe consentirci di vivere. Usiamo il condizionale perché, spesso, in tanti lamentano problemi digestivi.

Quali sono i criteri da cui devo partire per capire se mangio in maniera equilibrata, se mangio per soddisfare le esigenze del mio corpo?

Innanzitutto, dobbiamo introdurre nel nostro organismo, tutti i giorni, ciò che il nostro organismo non è in grado di produrre da solo: proteine, carboidrati, grassi, vitamine, sali minerali, un po' di enzimi e un po' di diastasi. Queste sono le sostanze indispensabili.

Per fortuna viviamo in un'epoca in cui non è assolutamente difficile trovare ciò di cui abbiamo bisogno per vivere bene. C'è di tutto sul mercato. Un'abbondanza che crea l'imbarazzo della scelta, al punto che spesso ci si confonde e si acquistano i cibi che ci fanno male.

Angela Cattro, nel suo capolavoro "Natura Nutrice Universale", magnifica sintesi tra filosofia steineriana e oshawana, era riuscita a dare una importante risposta alla domanda "cosa è più giusto mangiare?".

Sarebbe giusto mangiare i prodotti di qualità che hanno tutto quello che ci serve e contemporaneamente nulla che sia inutile o peggio dannoso. Ma esistono oggi questi prodotti?

Lei, pensatrice e scrittrice pionieristica di macrobiotica, aveva analizzato centinaia e centinaia di cibi, decidendo di escluderli dal libro, e alla fine ha riempito appena quattro paginette con due sole categorie di prodotti, che hanno solo ciò di cui il nostro organismo ha bisogno per vivere: i cereali completi (miglio, mais, segala, riso, eccetera) e i semi oleosi (mandorle, nocciole, arachidi, lino e così via).

I cereali vanno cucinati bene e masticati altrettanto bene. Non c'è alcuna controindicazione. I semi sono ottimi, ma vanno mangiati crudi, non raffinati e tenendo conto che sono ricchi di grassi. Quindi, bisogna fare attenzione a quanti ne mangiamo per evitare di accumulare grassi.

Cereali integrali e semi oleosi sono le uniche categorie che non contengono alcuna scoria. Ovviamente, parliamo di prodotti di agricoltura biologica di qualità. Inoltre, va tenuto conto che ogni cereale ha delle caratteristiche particolari e, di conseguenza, diventa necessario alternarli.

A questo punto, però, una domanda sorge spontanea. E degli altri cibi cosa ne facciamo? Li gettiamo via? Per nulla. Prendiamo i legumi (fagioli, ceci, piselli, lenticchie...), hanno molte più proteine dei cereali, che invece hanno più zuccheri.

Quindi, cereali e legumi rappresentano un abbinamento perfetto. Che quantità? Cinquanta per cento di cereali e cinquanta per cento di legumi. Faccio un esempio, che ovviamente ho sperimentato sulla mia pelle.

Chi è ammalato di diabete può tranquillamente seguire il ragionamento appena fatto sopra. A 50 grammi di riso si aggiungono 50 grammi di fagioli, che servono a correggere la curva glicemica.

A questo nuovo tipo di alimentazione bisognerà aggiungere la verdura e la frutta. Quest'ultima non per chi ha il diabete.

Frutta e verdura non sono alimenti bilanciati. Non hanno una componente proteica in grado di soddisfare il nostro fabbisogno quotidiano. Bisognerebbe mangiarne montagne. Ed ecco che la nostra filosofia scende nel pratico. Si fa concreta.

Ora spetta a noi andare a vedere quali sono le componenti del riso, o quelle del grano, oppure dell'avena, e di conseguenza capire cosa perdono questi prodotti dopo essere stati raffinati.

Qualcuno obietterà, ma nella dieta mediterranea ci sono le uova e la carne, i formaggi e il latte. Siamo onnivori. La carne si può mangiare, ma quale a prezzo? Quanta carne? E quanti formaggi? Queste sostanze squilibrano i valori nutrizionali.

Dando una percentuale relativa alle proteine animali che possiamo assumere durante un pasto, possiamo affermare con tranquillità che non è assolutamente il caso di superare il 5%. Ciò significa che il 95% devono essere proteine di origine vegetale, vitamine e sali minerali, mentre la rimanenza può essere rappresentata dalle proteine animali.

Meno carne mangeremo, meglio starà il nostro organismo, anche in base a quel principio di cui fino ad ora si è discusso, cioè della necessità di mangiare prodotti vivi e non morti. La carne ci carica di scorie negative che, se non smaltite, causano problemi digestivi, putrefazione a livello intestinale...

83

Infine, parliamo di latte. Il latte di mucca, di capra, di asina, insomma di derivazione animale, è senza dubbio un prodotto naturale. Ma non come ci viene somministrato, cioè pastorizzato. Bere latte pastorizzato è un controsenso, che spesso danneggia il nostro vivere quotidiano per carenza di informazioni corrette.

Chiariamo una cosa. Il bambino ha bisogno di latte, ma di latte materno. Che è tutta un'altra cosa... Sul mercato oggi si trovano degli ottimi latti di origine vegetale, come quello di soia, o come quello di riso, oppure ancora come quello di mandorle. Come si può ben notare l'alternativa esiste. La natura fa le cose per bene, nonostante noi uomini ci impegniamo a inquinare e a distruggere.

CAPITOLO 10

Radici nella macrobiotica

*N*on sarei onesto se mi dimenticassi di parlare di quella filosofia che mi ha ispirato e formato, così com'è successo con gran parte delle persone che quarant'anni fa hanno deciso di scommettere sul biologico. Mi riferisco alla macrobiotica di Kurasawa (che poi adottò lo pseudonimo di Georges Ohsawa) e di Michio Kushi, arrivata dal Giappone e rimbalzata negli Stati Uniti d'America tra gli anni Settanta e Ottanta e divenuta in breve tempo patrimonio del mondo.

La macrobiotica era e resta una filosofia molto avveniristica, che s'inseriva e s'inserisce molto bene in un contesto astratto come il nostro facendo leva sul fatto che si occupa di cose concrete. Il suo unico segreto è rappresentato da Yin (nero e acido) e Yang (bianco e alcalino), di cui abbiamo già parlato nei capitoli precedenti, oltre che dal giusto equilibrio da ricercare e instaurare tra loro. Quel giusto equilibrio che ci rende potenti. L'alimentazione equilibrata aiuta a prevenire e a curare le malattie. Intorno a ciò che da lì a poco sarebbe divenuto il cosiddetto biologico e che sarebbe successivamente evoluto in questa filosofia si creò un enorme interesse. Si mostravano interessati persino molti detrattori di questa teoria. Per questo credo che se si entra in un negozio di alimenti biologici oggi non si può non riconoscere la matrice, il richiamo alla macrobiotica, che sin dalle sue origini si schierava contro tutti i prodotti raffinati (quindi troppo sbilanciati), a partire da sale, zucchero e farina. Se questo richiamo non viene percepito, allora è meglio andare via...

Da quel momento si cominciano a conoscere i prodotti della macrobiotica e finalmente si sente parlare di alghe, di miso, di soia, di sesamo, tahin, kokoh, azuki e altro. Tutti prodotti che oggi i medici consigliano e che in un negozio biologico trovano una naturale collocazione. L'alimentazione macrobiotica potrebbe essere percentualmente schematizzata nel seguente modo: il pasto sarà armonico se conterrà il 50% di cereali integrali, il 25% di proteine di cui il 10% di origine animale e il 15% di origine vegetale, il 25% tra verdure (cotte e crude) e frutta.

Poche e chiare le regole della macrobiotica: evitare gli alimenti sofisticati o raffinati, insomma trattati industrialmente, preferire i cibi provenienti da coltivazioni e allevamenti che non usano additivi chimici, per le coltivazioni o per i mangimi. Bisogna eliminare zucchero, dolci, caramelle e miele, preferire frutta e verdura di stagione, evitare frutti esotici e verdure surgelate, come anche patate, pomodori e melanzane, latte e derivati. Preferire il pesce alla carne che, seppure raramente, va comunque inserita nell'alimentazione macrobiotica. Questo secondo la macrobiotica. Io sono di un altro parere. Inoltre, non bisogna usare spezie e sale comune, ma solo il sale marino allo stato naturale, e si devono masticare a lungo i cibi per favorire la digestione e per apprezzare il loro reale sapore.

Bisogna eliminare il caffè e, al suo posto, introdurre dei surrogati, quali ad esempio il jannoh (frumento, soia, bardana e radici di tarassaco torrefatti), oppure il dendelio (radici di tarassaco e cicoria torrefatte). Chi segue una dieta macrobiotica ha un'alimentazione ricca di liquidi conseguente al consumo di molta frutta, verdura, legumi e cereali cotti in abbondante acqua, e tra le bevande introduce tè e surrogati del caffè. Fattore che fa avvertire un minor bisogno di bere acqua. Per avvicinarsi alla macrobiotica occorre un orientamento mentale e fisico, rilassato e soprattutto volto alla gradualità e ad un percorso da svolgere a piccoli passi.

La riscoperta dei legumi, fonte di molte proteine, dei cerali completi, con l'aggiunta delle vitamine e dei minerali contenuti nelle verdure di stagione crude, fece scattare in me una decisione da cui non avrei mai più fatto ritorno. L'unica critica che, secondo me, si può rivolgere a questa filosofia è che limita notevolmente l'impiego della frutta nella dieta. I macrobiotici insistevano e insistono molto sull'utilizzo di prodotti di base fermentati. I sapori sono molto diversi da quelli a cui siamo abituati noi italiani.

Si può abbinare il meglio della dieta macrobiotica ai nostri prodotti? Certamente sì. Basta provare ad aggiungere ai fagioli un po' di alga kombu, oppure in una minestra l'alga wakame, per accorgersi che il sapore si arrotonda, che tutto si bilancia. Perché?

Semplicemente perché queste alghe contengono una quantità

enorme di sali minerali non raffinati che si sono conservati perfettamente con l'essiccazione. Questa dieta ci rende potenti dinanzi alle malattie e ai loro sintomi: mal di pancia, mal di testa, gonfiori intestinali, dolori muscolari e articolari e molto altro ancora.

L'importante è mangiare cereali integrali completi ben cotti ogni giorno (una parte di cereali e tre parti di acqua), a turno: miglio, riso, grano e grano saraceno, orzo, quinoa, amaranto, farro, mais, segale e avena (di quest'ultimo si usano soprattutto i fiocchi). Ai cereali bisogna aggiungere le verdure di stagione, soprattutto crude (con l'esclusione di tutte le solanacee: pomodori, peperoni, patate e melanzane), con l'aggiunta eventuale di un po' di alghe, porri frutto e radici, carote incluse le foglie, e un cucchiaio a pasto di legumi, come fagioli, lenticchie, ceci o piselli.

Il tutto va masticato bene. Molto lentamente, fino a rendere liquido, poltiglioso, il cibo messo in bocca. Invito tutti i lettori a farsi venire un po' di sana curiosità e sperimentare un po'. La salute è la nostra armonia. Ovviamente, per completare il discorso, visto che abbiamo parlato di alghe, non si può prescindere dalle alghe di acqua dolce, come l'alga spirulina, la clorella e quella del lago Klamath. Queste sono curative e depurative ma rispetto alle alghe degli oceani, che sono sempre in movimento, sottoposte alle alte maree e alle continue correnti marine, hanno un minor numero di sali minerali. Quindi, possono essere usate per riequilibrare e per depurare, ma non per salare il pasto.

87

CAPITOLO 11

Pane vero e pane falso

*B*uono come il pane". "Pane al pane e vino al vino". Se c'è un argomento che pesca in profondità anche nel nostro dna e nella nostra dedizione al cibo è proprio il pane.

88

Che differenza c'è tra il pane che ha una sua storia, una sua etimologia, un suo riconoscimento, una specifica fragranza e un determinato sapore e quello che si trova oggi sul mercato, dalle panetterie ai supermercati? Il pane, quello vero, ha tutto da scontrarsi con la maggior parte del pane prodotto oggi.

Cominciamo dal suo significato simbolico. Il chicco di grano, se non cade nel terreno e non muore, non può portare frutto. Quello stesso chicco di grano, che si è moltiplicato durante la stagione, viene poi macinato, quindi fatto morire un'altra volta, fatto fermentare e trasformato in pane.

Il pane viene poi masticato e distrutto nella nostra bocca, assimilato dal nostro organismo e diventa il nostro sangue, le nostre cellule e la nostra vita. Come possiamo vedere ci sono dei passaggi che sono, insieme, vita e lezione.

Tutti i cibi sono un po' vita e lezione. Il pane, però, lo è di più.

Forse anche per avere alle spalle una lunga tradizione anche religiosa. "Il regno dei cieli è simile ad un chicco di grano".

Nell'ultima cena il Cristo prende il pane, lo spezza e lo offre ai suoi discepoli, dicendo: "Prendete, e mangiatene tutti, questo è il mio corpo, offerto in sacrificio per voi". Quindi, del pane si può parlare da un punto di vista produttivo, da un punto di vista alimentare, ma non si può prescindere dal suo valore simbolico.

Nel chicco di grano è racchiusa tutta questa storia. La sua storia. In ogni chicco di grano è racchiusa questa tradizione. La sua tradizione. Il chicco deve essere messo nella terra, al buio, al freddo, poi d'inverno muore e germoglia e da un chicco vengono fuori centinaia di chicchi e altrettante piante.

Da quando il chicco va per terra a quando viene raccolto, il procedimento impiega in tutto duecentottanta giorni circa. Nove mesi. Lo stesso identico tempo in cui lo spermatozoo entra nell'ovulo femminile e lo feconda per fare nascere il bambino.

C'è una corrispondenza di tempo sufficientemente lunga per consentire la formazione e poi la nascita di un frutto prezioso. Come succede all'uomo, anche il chicco di grano, dopo essere diventato sufficientemente maturo, può rifare lo stesso percorso e procreare, oppure può essere macinato.

Da quest'ultima operazione otteniamo germe, farinaceo, cruschelle, crusca... Insomma, diventa la materia prima che, con l'aggiunta del lievito madre e dell'acqua, diventa l'impasto che inserito nel forno si trasformerà in pane.

Questa lunga premessa non serviva ad allungare il "brodo", ma ad indicare la tradizione che deve obbligatoriamente seguire il pane che fa parte del nostro ragionamento, della nostra filosofia "DiversaMente Bio". Il chicco è vita.

Non è uno, ma è molto di più. È uno che diventa cento. È uno che si moltiplica a dismisura. Una volta, fare il pane rappresentava un momento di importante aggregazione per le famiglie, in particolare per quelle povere.

Questo a conferma del fatto che dietro il chicco di grano che diventa pane non c'è solo un'importante tradizione religiosa, ma anche familiare e umana. I pani che sono in commercio oggi, anche in quell'angolo di mondo che si professa biologico, sono troppo diversi dai pani biologici.

Sono fatti di materie prime biologiche, ma non c'è nulla di artigianale. Sono fatti con procedimenti industriali, con farina bianca biologica (tipo "00" ultra raffinata Biologica?) con lieviti chimici, lievitazioni troppo veloci e cotture ad alte temperature.

Tutti errori che garantiscono l'assenza di qualunque traccia di un qualunque nutriente. Al di la della simbologia, fare il pane in questo modo rappresenta un controsenso. Anzi, un non senso. Macinare il grano in cilindri di acciaio significa fare schizzare via il germe e poi anche le cruschelle e la crusca.

Al di la dell'aspetto simbolico di cui parlavamo prima, cosa resta di nutriente, di realmente alimentare, in quella farina bianca che ci appare così pulita (ripulita anche da vitamine e minerali)? Sostanzialmente chi mangia questo pane mangia l'aborto della storia del chicco. Attenzione, però, questi errori puniscono anche chi li ignora. Pensate alle intolleranze alimentari, in particolare causate dai lieviti, o peggio alla celiachia, malattia moderna che non perdona...

Oggi, l'uomo, specialmente a livello di trattamenti genetici, può fare un po' ciò che vuole. Ma le persone intelligenti sanno che la Natura non fa sconti e prima o poi presenta il conto, spesso un conto amaro, con un prezzo altissimo da pagare.

Se c'è un grano giusto, è quello che porta tutto se stesso, tutta la propria ricchezza e la propria armonia, nella trasformazione a cui viene sottoposto. I chicchi di grano devono essere macinati e così subito trasformati in farina e poi in pasta e in pane, dopo un'opportuna lievitazione e la cottura nel forno a legna.

Nella farina integrale - ricavata nell'arco di poche ore dal germe di grano lavato, asciugato ed essiccato - c'è tantissima energia, ci sono carboidrati, proteine e altrettanti sali minerali, soprattutto una grande abbondanza di calcio, fosforo e magnesio. Tutti nutrienti che mancano nell'alimentazione moderna.

Ma per la loro assimilabilità è fondamentale la lievitazione, che deve essere lenta, senza fretta, tenendo lontano il ragionamento che vuole che il tempo sia denaro. Questa è la condizione "sine qua non" perché il pane diventi pane. Cioè assimilabile dal nostro organismo.

Il pane è ricco solo se le sue forze sono presenti nella pasta e vengono sviluppate armonicamente. Se non si fa così, il calcio, il fosforo e il magnesio si trasformano in composti tossici che si chiamano ossalati (basti pensare agli ossalati di calcio che si trovano nei calcoli del fegato o dei reni), che sono anche causa della fuga e della dispersione di quelle sempre più povere riserve di minerali che sono presenti nel nostro corpo.

Rovinando la farina, roviniamo la nostra digestione e la nostra salute. Rispettando la farina, facilitiamo la nostra digestione e promuoviamo la nostra salute. Come vedete, rovinare la farina non significa solo rovinare l'aspetto simbolico rappresentato dalla tradizione del pane. Significa rovinare noi stessi!

L'aspetto spirituale

CAPITOLO 12

Biologico e spiritualità

*C*redo che nessuno abbia mai pensato, tantomeno tradotto in uno scritto, la parte più profonda dell'agricoltura e dell'alimentazione biologica. Mi riferisco, ovviamente, alla dimensione spirutuale.

Sembra una provocazione, sembra una sorta di invasione di campo. Come se il cibo, ciò di cui ci nutriamo e che si trasforma in sangue, non abbia un'anima.

Il biologico è un segno caratteristico dell'Era dell'Acquario e di questo mondo che impazzisce celebrando la morte e andando continuamente in rivolta contro se stesso, sfornando contrapposizioni e guerre.

Eppure, mai come adesso l'aspetto sottile, profondo, in altre parole spirituale, si fa attuale.

Mi sono sempre lasciato affascinare dal binomio "esteriorità-interiorità". Ci sono delle caratteristiche che quotidianamente attirano l'attenzione delle persone su un aspetto più materiale che spirituale. Il dualismo sta in mezzo al "che cosa" e al "come".

Quando qualcuno si interessa a che cosa è il biologico, cosa sono i prodotti derivati da agricoltura biologica, si attiva inevitabilmente anche il come: come scegliere quello giusto tra varie offerte, come lavarlo, come tagliarlo, come mangiarlo.

Le cose si fanno sempre con umana convinzione e coscienza. Ma se ci si ferma un attimo e si pensa di trattare il prodotto come si tratta un qualcosa di intimo, di personale, qualcosa che mi sta particolarmente a cuore, da quel "come" scaturisce un'attenzione particolare.

Cambia l'energia e il contesto in cui colloco lo stesso prodotto, per fare notare che le cose possono essere fatte anche in un modo più spirituale, in un modo che interiormente ti rende più profondo e consapevole.

Nel prodotto di cui mi sto nutrendo non ci sono solo proteine, grassi, carboidrati, vitamine, sali minerali, enzimi... Lì dentro c'è energia vitale, c'è vita. C'è quel principio interiore, spirituale, che fa la differenza del prodotto bio e della vita.

La presenza di questo principio interiore si manifesta come una forza divina che ci conferma la presenza di Dio. Richiamare l'attenzione su questa presenza all'interno di un prodotto che attira già la mia attenzione perché è diverso, è l'indirizzo spirituale.

Faccio un esempio per semplificare. Mentre la religione organizza i digiuni, quindi sceglie uno strumento, si impegna a farsi seguire su un aspetto materiale, quello a cui faccio riferimento io è un qualcosa di ancor più spirituale. Il biologico è qualcosa che ti orienta partendo dalla tua dimensione spirituale ti conduce su una dimensione che tu stesso vai a cercare e chiude il cerchio.

Quando trovi la tua felicità, la tua consistenza, la tua verità, la tua libertà, si concretizza e si armonizza, e il contesto in cui ti trovi a vivere diventa attraente, magmatico, magnetico. Attiri e propaghi energia. È così che riesci a vedere l'aspetto miracoloso della vita.

Questa sfumatura è l'anima di ciò che studieremo più avanti. Dentro ci sono pensieri, atteggiamenti, parole, silenzi, approfondimenti meditativi... Ciò ti aiuterà a vedere la bellezza immateriale della vita, che tutto valorizza e che tutto trasporta verso l'alto.

È l'unione di un insieme di valori eterni (valore eterno è anche il biologico), che si ritrovano in una modalità pacata. Siamo davanti al miracolo, davanti ad un'essenza eterna, sacra. Siamo di fronte allo stupore e alla meraviglia.

Il valore di cui ha bisogno il biologico che fa riferimento al nostro cuore e alla nosra sensibilità è quel valore energetico sottile che non deve sfuggire a chi queste cose vuole masticare. Perché noi siamo spiritualità.

Essendo realtà spirituali abbiamo bisogno di nutrirci di spiritualità. Il biologico è esattamente questo: la spiritualità della natura che si vive in silenzio e in preghiera. In questo contesto, ci si chiede: c'è un percorso attraverso il quale si può raggiungere questa sintesi? C'è. Certo che c'è.

È un percorso semplice e chiaro, fatto di sette tappe, di sette leggi, di cui da sempre si parla in Oriente e in Occidente e che spiegherò a cominciare dal prossimo capitolo. Sono sette passaggi da personalizzare, da rendere propri a cui è possibile abbinare degli esercizi in modo da trasformare il tutto in una discilplina.

Le leggi a cui faccio riferimento sono delle vere e proprie dimensioni applicate al bio: la legge della potenzialità pura, quella del dare (e del ricevere), quella del karma, quella del minimo sforzo, quella dell'intenzione e del desiderio, quella del distacco e quella del darma.

97

CAPITOLO 13

La potenzialità pura

98

*L*a prima legge è quella della "Potenzialità pura". In pratica, l'origine di tutta la creazione è la pura coscienza. La potenzialità pura altro non è che il non manifesto che tende a trasformarsi in manifesto.

Quando l'uomo comprende che il "Sé" è fatto di potenzialità pura, egli entra in sintonia con la forza che rende manifesta ogni cosa nell'universo. Tutto ma proprio tutto.

Come si fa ad applicare questa legge?

Si entra in contatto con il campo della potenzialità pura.
Si trova ogni giorno il tempo per rimanere in silenzio, semplicemente per esistere. Inoltre, è necessario sedersi da soli,
in meditazione, almeno due volte al giorno, per circa trenta
minuti la mattina e trenta minuti la sera.

Ogni giorno si trova il tempo per entrare in comunione
con la natura e per percepire in silenzio l'intelligenza che è
in ogni essere vivente.

Ci si siede, in silenzio, si osserva il tramonto, oppure si
ascolta il rumore di un corso d'acqua, o semplicemente si
respira il profumo di un fiore. Nell'estasi del mio silenzio e
attraverso, la comunione con la natura, si gode del palpitare
eterno della vita, del campo della potenzialità pura e della
creatività illimitata.

Ci si esercita nell'astensione dal giudizio. S'inizia la giornata con la seguente affermazione: "Oggi non esprimerò
giudizi di sorta". E nel corso della stessa, mi ricorderò di
questo proposito.

CAPITOLO 14

Legge del dare

100

*L*a seconda è la legge del dare. L'universo si basa su uno scambio dinamico. Il dare e il ricevere rappresentano due aspetti diversi del suo flusso energetico.

Con la disponibilità a donare ciò che ricerchiamo, assicuriamo alla nostra esistenza l'abbondanza dell'universo.

Come si fa ad applicare questa legge?

Ci si impegna a fare un regalo – che sia un complimento, un fiore o una preghiera non ha molta importanza - a chiunque s'incontra, ovunque si va. L'importante è donare qualcosa a tutte le persone con le quali si entra in contatto per avviare quel processo che fa fluire la gioia, la ricchezza e l'abbondanza nella mia vita e in quella altrui.

Bisogna accogliere con gratitudine tutti i doni che la vita ci offre, a cominciare dai regali della natura, come il sole, il cinguettio degli uccelli, o le piogge primaverili, piuttosto che la prima neve dell'inverno. Inoltre, si deve essere disponibili a ricevere anche i doni degli altri, che siano oggetti, denaro, complimenti o preghiere.

Ci si impegna per continuare a far fluire la ricchezza nella mia vita, facendo e ricevendo i doni più preziosi: l'attenzione per gli altri, l'affetto, la considerazione e l'amore. Ogni volta che si incontra una persona, le si augura in silenzio felicità, gioia e serenità.

CAPITOLO 15

Karma o causa-effetto

*L*a terza legge è quella del karma o del causa-effetto. Ogni azione genera una forza energetica che ritorna a noi con la medesima intensità. Quel che si semina si raccoglie.

E quando scegliamo di compiere azioni che portino felicità e successo agli altri, anche i frutti del nostro karma sono felicità e successo.

Come si fa ad applicare questa legge?

Oggi bisogna valutare le scelte che si compiono in ogni istante e, grazie a questa semplice osservazione, le si fa arrivare al livello cosciente. Il modo migliore per prepararsi ad ogni momento futuro consiste nell'essere pienamente cosciente del presente.

Per ogni scelta che compio, mi pongo due domande:

Quali sono le conseguenze della scelta che mi accingo a fare? Questa scelta porta soddisfazione e felicità a me e alle persone che ne vengono influenzate?

Bisogna chiedere consigli al proprio cuore e farsi guidare dalle sensazioni di benessere o di disagio che che vengono indotte. Se la scelta compiuta ci procura una sensazione di benessere, si deve cercare di raggiungere con fiducia l'obiettivo prestabilito.

Se, invece, si avverte una sensazione di disagio, bisogna concedersi un attimo di riflessione e analizzare, con la vista interiore, le conseguenze della propria azione. Questo processo ci permette di fare spontaneamente le scelte giuste per noi e per quelli che ci stanno accanto.

CAPITOLO 16

Il minimo sforzo

*L*a legge numero quattro è quella del minimo sforzo. L'intelligenza della natura opera con estrema facilità, senza preoccupazioni, nell'armonia e nell'amore.

E quando si sfruttano le forze dell'armonia, della gioia e dell'amore, si gode del successo e della buona sorte senza sforzo alcuno.

Come si fa ad applicare questa legge?

Bisogna accettare la gente, le situazioni, le circostanze e gli eventi così come si presentano, tenendo a mente che il momento presente è come dovrebbe essere perché l'intero universo è come dovrebbe essere. Non bisogna lottare contro l'intero universo o peggio contro il momento presente. La nostra accettazione è totale e assoluta. Accetto le cose così come sono al momento, non come vorrei che fossero.

Una volta accettate le cose come sono, ci si assume la responsabilità della propria situazione e di tutti gli eventi che si recepiscono come problemi. Diventa fondamentale rendersi conto che assumere un atteggiamento responsabile vuol dire non attribuire a nessuno (neanche a noi stessi) la colpa della situazione in cui ci si trova. Solo così ci renderemo conto che dietro ogni problema si nasconde un'opportunità di soluzione. La ricerca attenta di tale opportunità ci permette di afferrare il momento presente e di trasformarlo in un beneficio maggiore.

La nostra coscienza è orientata verso un atteggiamento di non-difesa. Reprime l'impulso di difendere il proprio punto di vista e non fa sentire il bisogno di convincere gli altri ad accettare la propria ottica. Mi apro a tutti i punti di vista e non mi aggrappo tenacemente ad uno solo di essi.

CAPITOLO 17

Intenzione del desiderio

106

C'è poi la quinta legge, che è quella dell'intenzione del desiderio. Ogni intenzione ed ogni desiderio racchiudono in loro il meccanismo per realizzarsi.

L'intenzione e il desiderio nel campo della potenzialità pura sono caratterizzati da una forza organizzativa infinita.

Quando introduciamo un'intenzione nel terreno fertile della potenzialità pura, induciamo questa forza a operare per noi.

Come si fa ad applicare questa legge?

Bisogna fare una lista dei propri desideri e portarsela dietro ovunque si vada. Risulta utile prenderne visione prima di rimanere in silenzio e prima di iniziare la meditazione, prima di addormentarsi la sera e quando ci si sveglia al mattino.

Così facendo diventa possibile liberare i desideri che sono stati annotati ed è più facile abbandonarli nel grembo del creato, fiduciosi del fatto che, quando le cose non sembrano andare come vorremmo, ciò non avviene per caso e che il creato ha in serbo per noi progetti persino più grandiosi dei nostri.

Ricordiamoci di essere coscienti del momento presente in ogni nostra azione. Non permettiamo che gli ostacoli consumino l'energia della nostra attenzione per il momento presente. Accettiamo il presente così com'è e manifestiamo il futuro attraverso i nostri più forti, ed intensi, desideri e propositi.

CAPITOLO 18

Legge del distacco

*L*a legge del distacco è la penultima della serie. Nel distacco dalle cose risiede la saggezza dell'incertezza.. Nella saggezza dell'incertezza risiede la libertà dal passato, dal conosciuto, dalla prigione del condizionamento del passato.

Entrando volontariamente nell'ignoto, nel campo delle possibilità infinite, ci abbandoniamo alla mente creativa che dirige la danza dell'universo.

Come si fa ad applicare questa legge?

Per praticare il distacco, bisogna considerarsi liberi di essere ciò che siamo e lo stesso faremo nei confronti di tutti quelli che ci circondano. Non imponiamo le nostre idee personali su come dovrebbero essere le cose. Non imponiamo le nostre soluzioni ai problemi, perché così ne creeremmo ulteriori. Prendiamo parte a tutto, ma con distacco.

Oggi facciamo dell'incertezza l'ingrediente principale della nostra esperienza. La nostra determinazione ad accettare l'incertezza favorisce l'emergere spontaneo delle soluzioni dai problemi, dalla confusione, dal disordine e dal caos. Quanto più le cose appaiono incerte, tanto più ci sentiamo bene. L'incertezza è la via alla libertà. Attraverso la saggezza dell'incertezza, troviamo la nostra sicurezza.

Entriamo nel campo delle possibilità infinite e pregustiamo l'eccitazione che si prova quando si resta aperti ad un'infinità di scelte. Nel campo delle possibilità infinite sperimentiamo tutta l'allegria, l'avventura, la magia e il mistero della vita.

CAPITOLO 19

Dharma o scopo della vita

110

*L*a settima e ultima legge è quella del dharma o dello scopo della vita. Partiamo dall'inizio: ognuno di noi ha uno scopo nella vita, un dono singolare o un talento speciale da offrire agli altri.

Quando, oltre ad offrire il nostro talento, ci mettiamo anche al servizio degli altri, proviamo l'estasi e l'esultanza dello spirito che è il fine supremo della nostra esistenza.

Come si fa ad applicare questa legge?

Risulta di fondamentale importanza alimentare amorevolmente il dio o la dea che cresce nel profondo della nostra anima. Prestiamo attenzione allo spirito che dimora dentro di noi, che anima il nostro corpo e la nostra mente. Trasportiamo la coscienza dell'Essere eterno nell'esperienza temporale.

Prepariamo una lista dei nostri talenti peculiari e una delle cose che amiamo fare quando li esprimiamo. Esprimendoli e mettendoli al servizio dell'umanità, perdiamo la nozione del tempo e creiamo l'abbondanza per noi e per gli altri.

Chiediamoci ogni giorno: Come possiamo essere utili? Come possiamo aiutare? Le risposte a queste domande ci consentono di servire e aiutare con amore i nostri simili.

Chi è l'autore

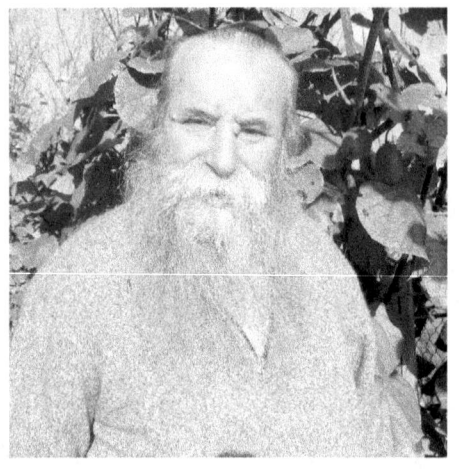

*F*elice Marro nasce a Priola, nel Cuneese, il 17 febbraio del 1944. Frequenta il liceo classico e studia teologia presso il Seminario di Mondovì. Successivamente frequenta l'Università degli Studi di Torino e si laurea in lettere moderne. Diventa prima insegnante di religione e poi di lettere. Per completare un percorso sognato torna a studiare all'UniTO e frequenta la triennale di amministrazione industriale. Contestualmente segue corsi di alimentazione macrobiotica e spiritualità e, a cavallo tra gli anni Settanta e Ottanta, inizia ad organizzarne. Sempre in quegli anni collabora con televisioni (Televox e Telestudio) e radio (Radio Veronica, GRP, Italia Uno, creando degli spazi informativi legati all'agricoltura e all'alimentazione biologica e alla spiritualità. Fonda nel 1978 "dalla Terra al Cielo".